QU'EST-CE QUE TU PRÉFÈRES ?

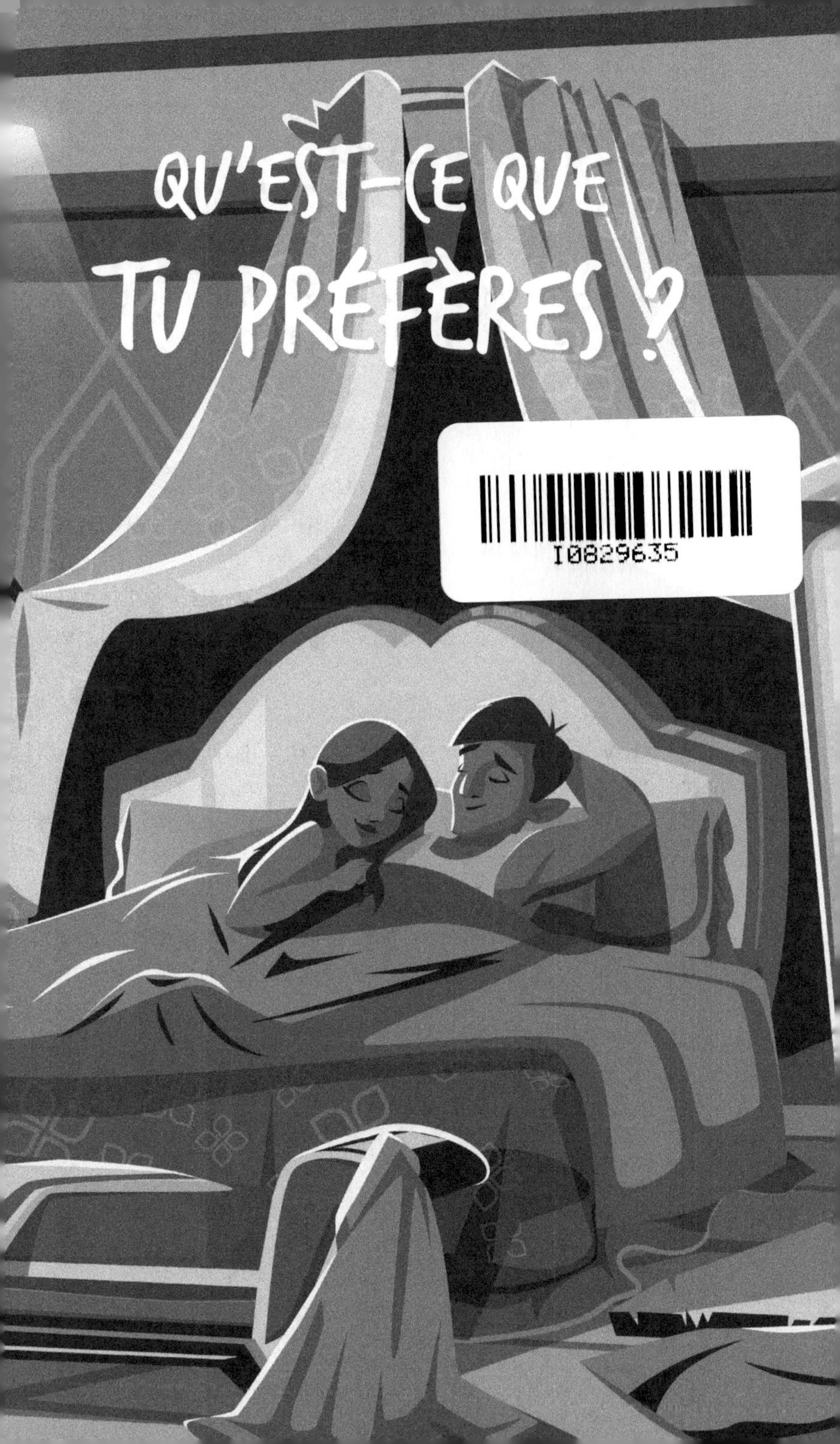

QU'EST-CE QUE TU PRÉFÈRES ?

Un jeu fun et coquin à faire en couple pour découvrir davantage de choses sur vous et votre moitié !

COMMENT Y JOUER ?

Répondez chacun votre tour aux 50 questions tout en argumentant vos choix. Certaines questions pourront vous sembler audacieuses, scandaleuses et extrêmement personnelles... mais c'est justement le but du jeu... engager des discussions sans tabou et parler ouvertement de votre sexualité !

Avec ce jeu, vous allez sûrement être surpris des réponses de votre partenaire ! Amusez-vous à vous poser ces 50 questions qui vous mettront face à un choix et vous donneront des idées...

Alors, qu'allez-vous préférer entre les deux propositions ? Répondez chacun votre tour et confrontez vos réponses !

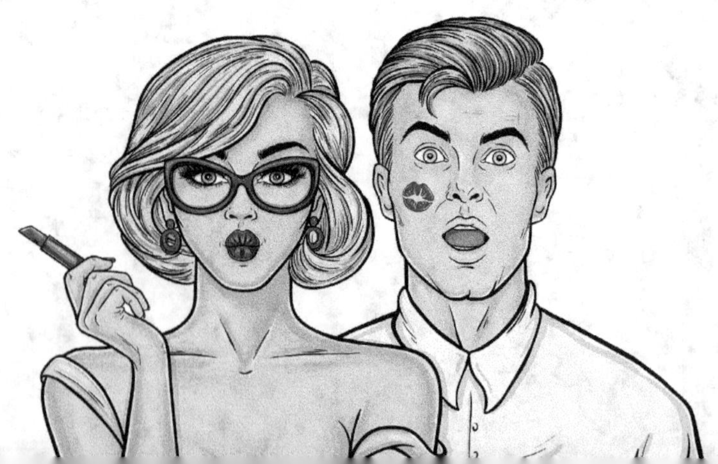

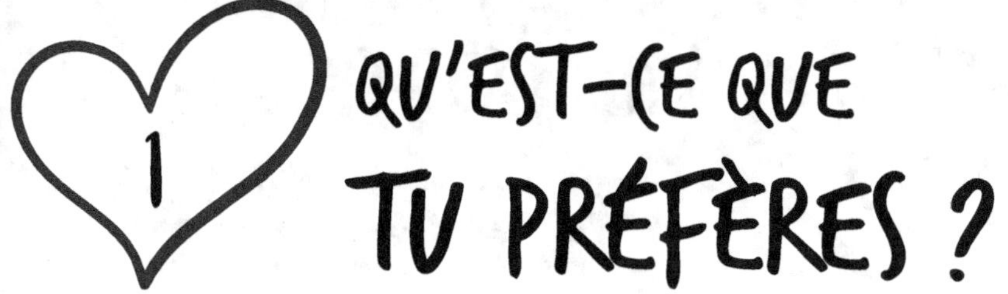

Laisser ton / ta partenaire te dominer au lit

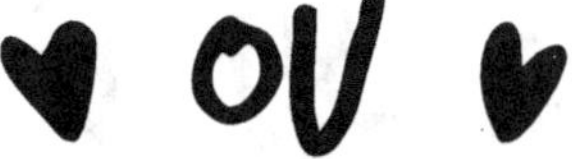

plutôt le / la dominer ?

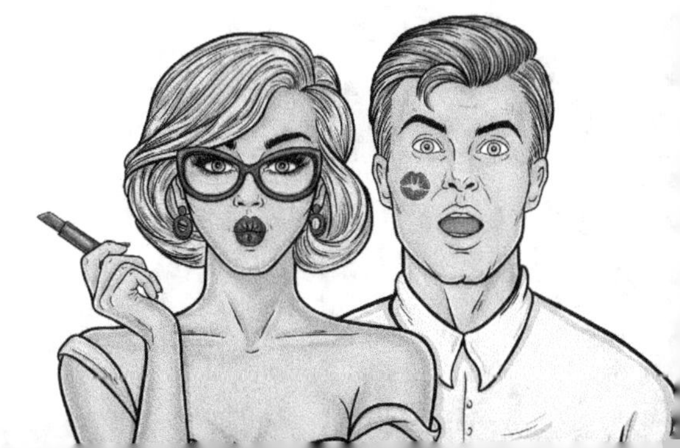

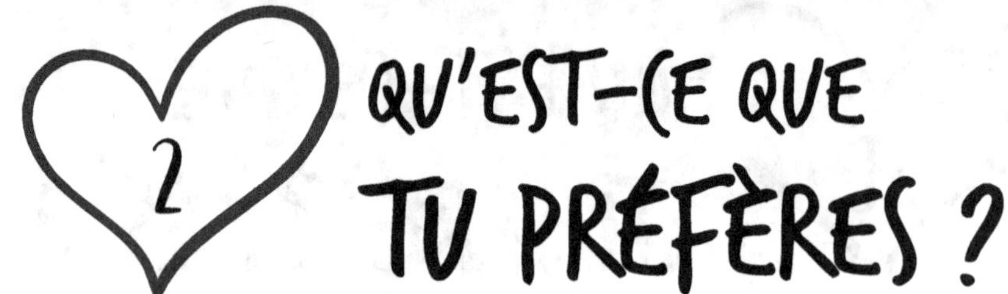

Avoir des relations sexuelles le matin avant de te lever

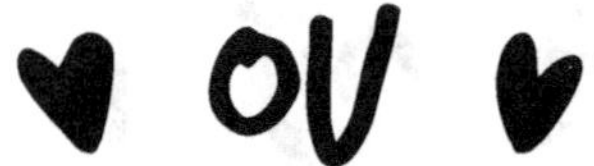

le soir avant de t'endormir ?

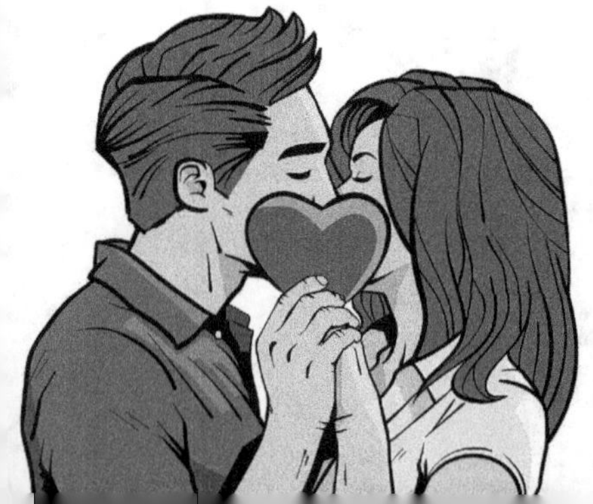

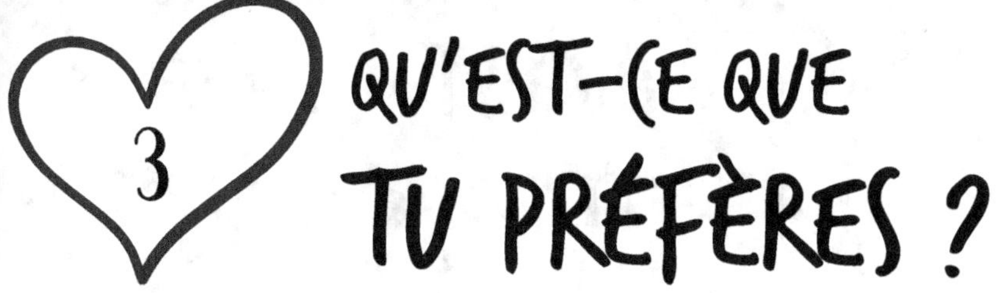

Les jeux de rôles sexuels

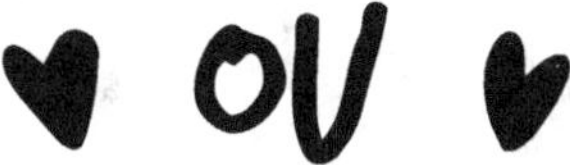

le sexe BDSM ?

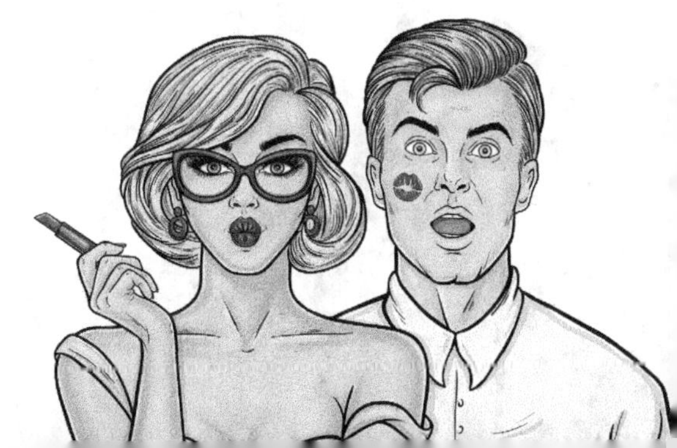

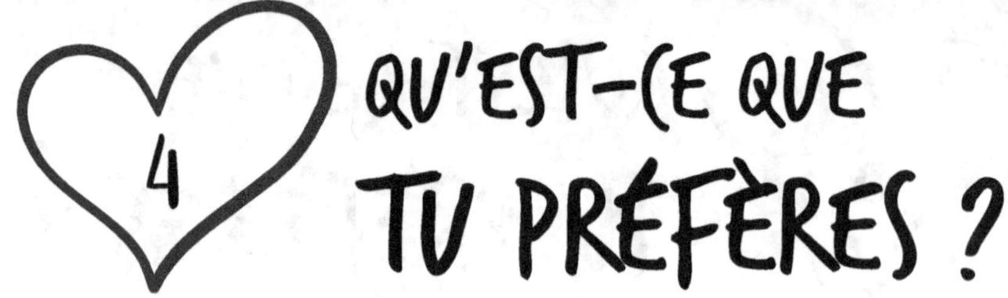

Participer à un gangbang

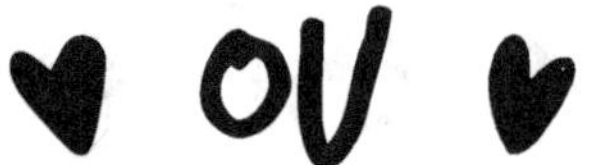

♥ OU ♥

une partie à trois ?

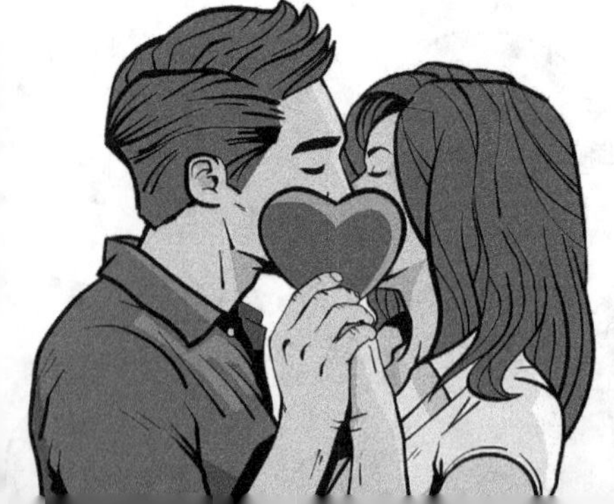

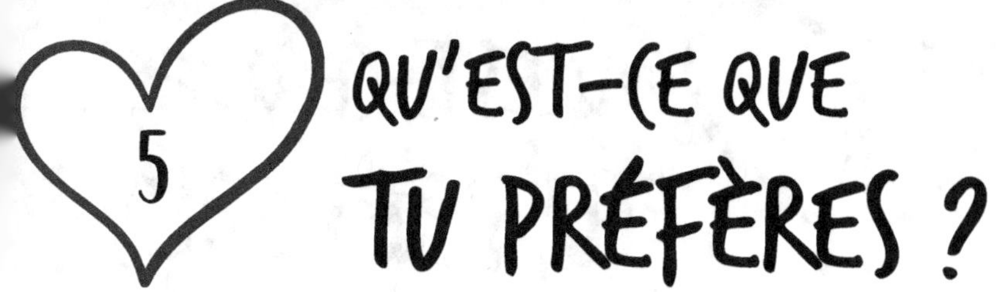

Te promener avec une érection pendant six heures par jour

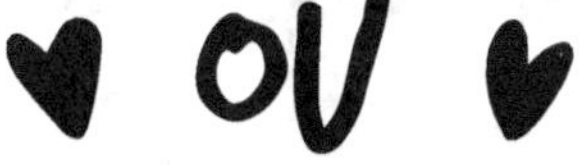

ne plus jamais en avoir ?

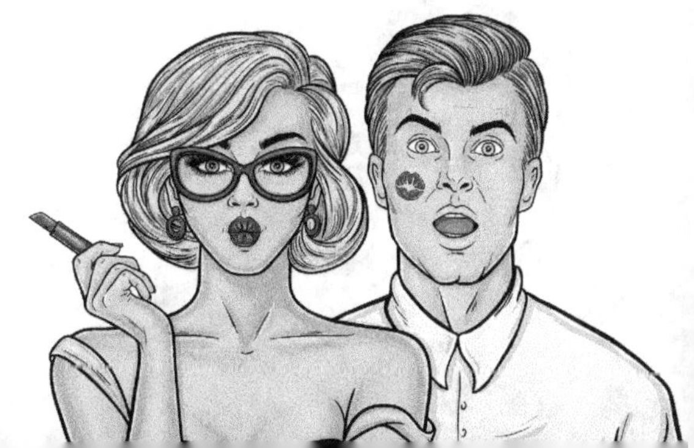

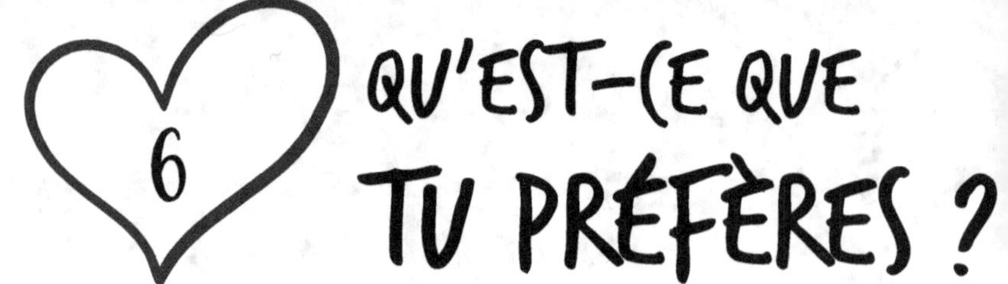

Le sexe en position de missionnaire

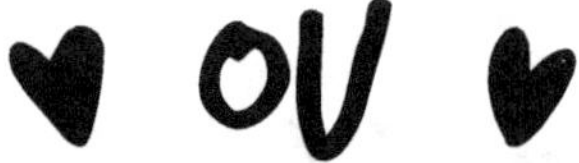

par derrière ?

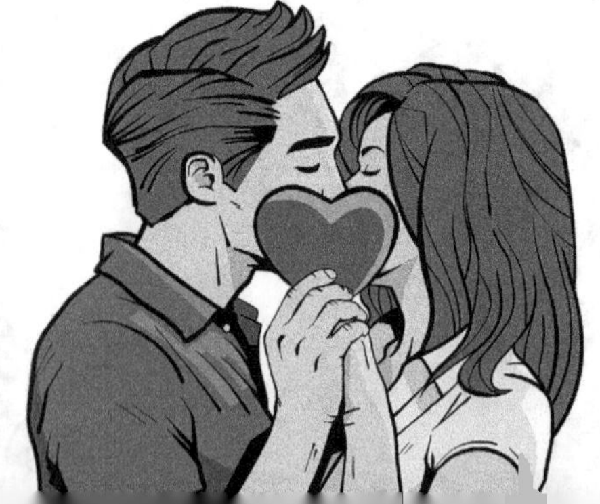

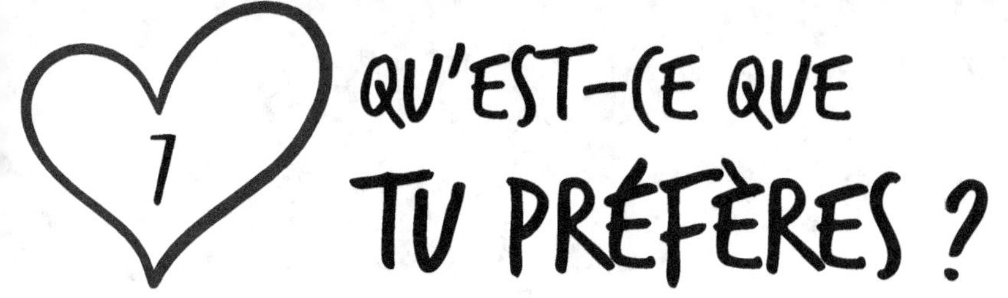

Faire l'amour avec une personne qui mord

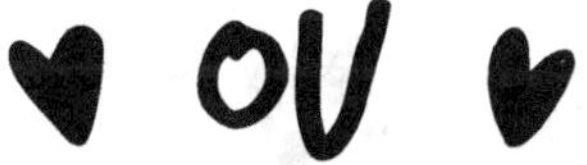

qui crie ?

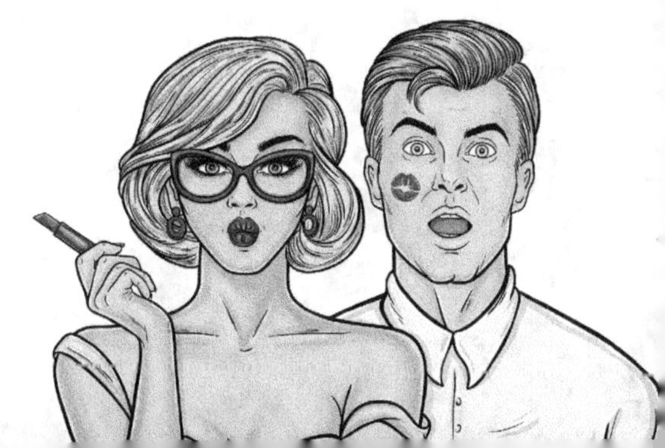

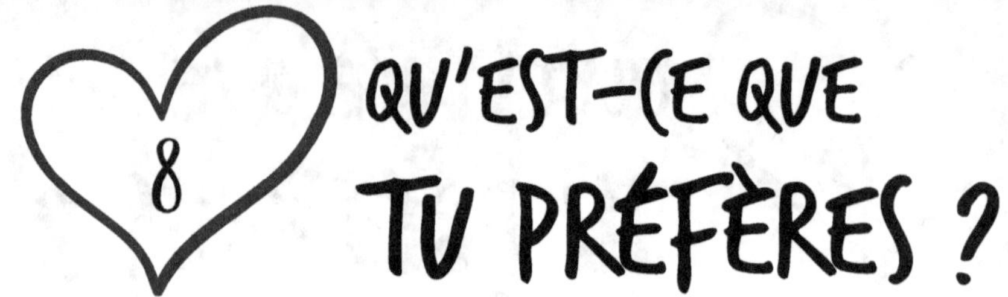

Avoir des relations sexuelles anales

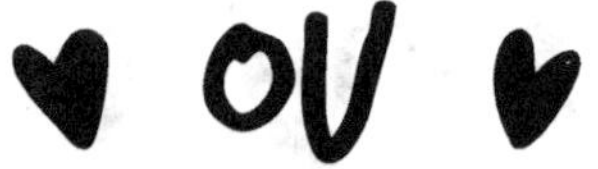

orales ?

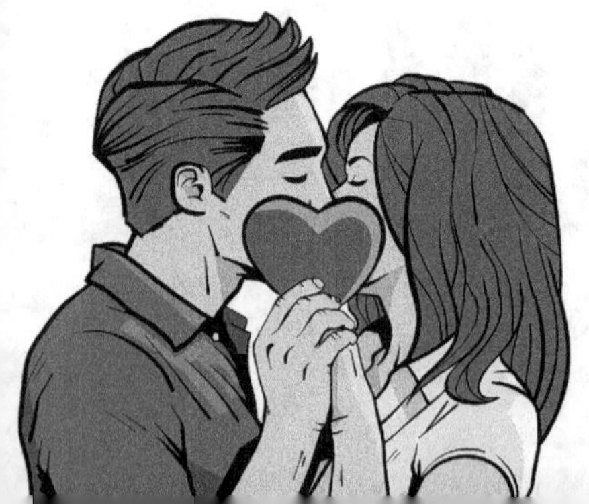

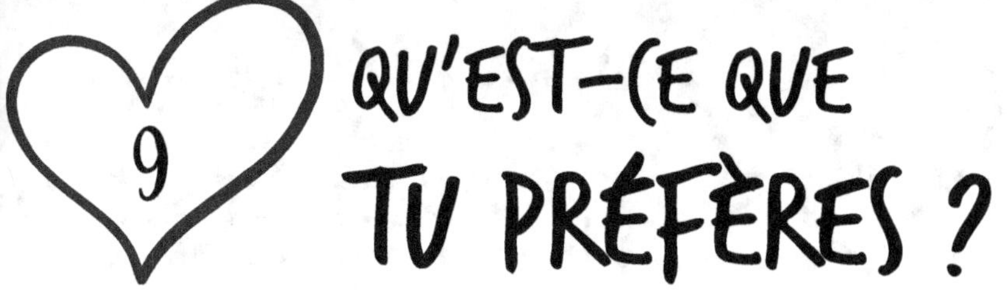

QU'EST-CE QUE TU PRÉFÈRES ?

Qu'on te doigte sous la table d'un restaurant

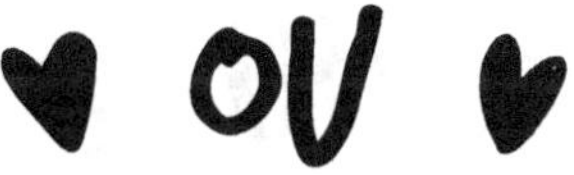

sous la table pendant un repas chez tes parents ?

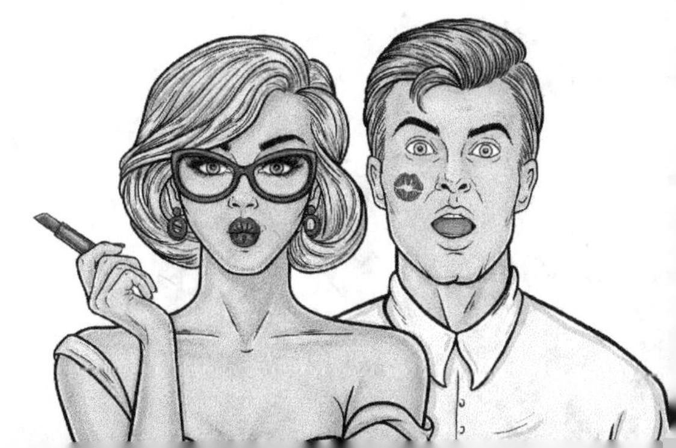

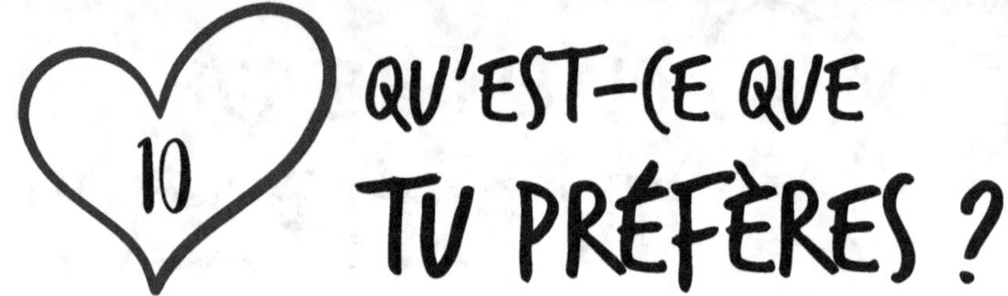

Un plan à trois avec une personne que tu connais

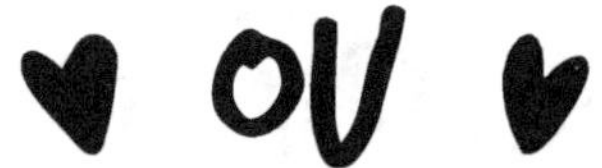

un inconnu ?

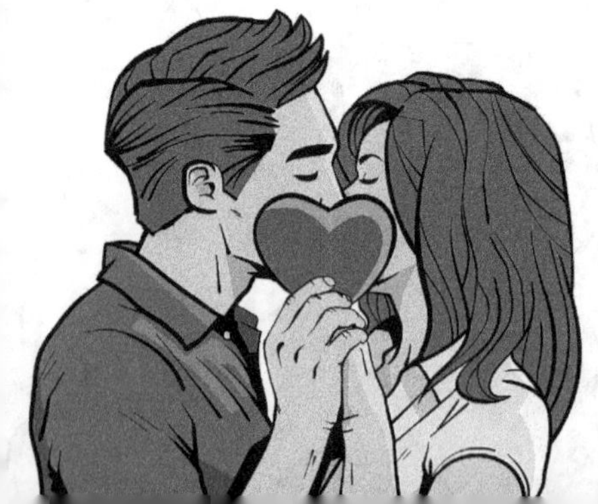

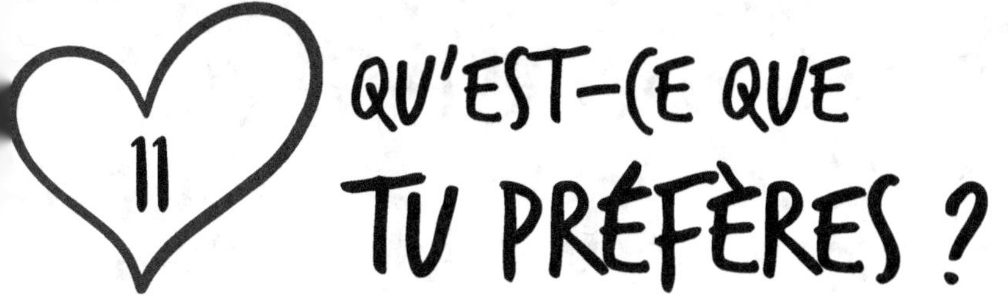

Essayer le fisting

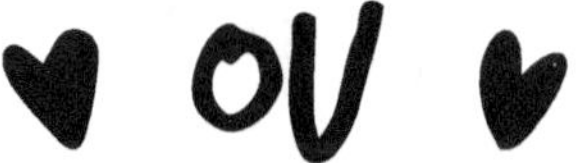

la double pénétration ?

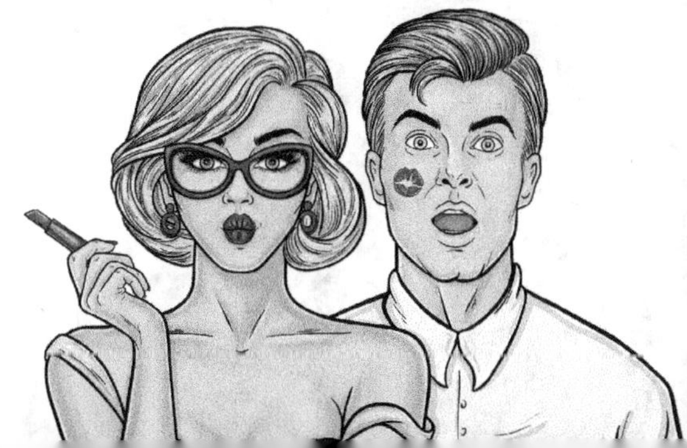

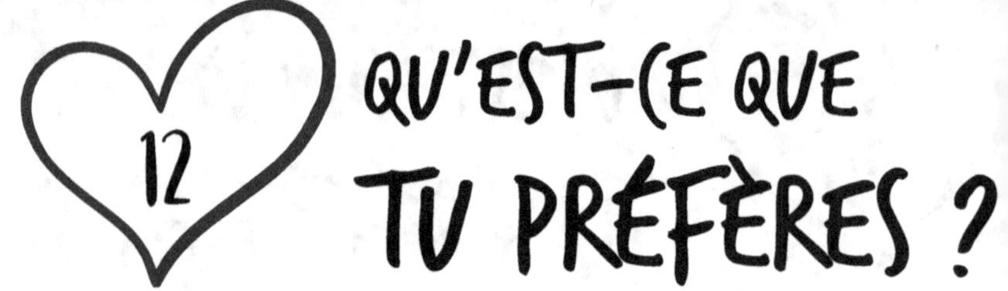

Avoir des rapports sexuels seulement pendant tes règles

♥ OU ♥

des relations anales pour le reste de ta vie ?

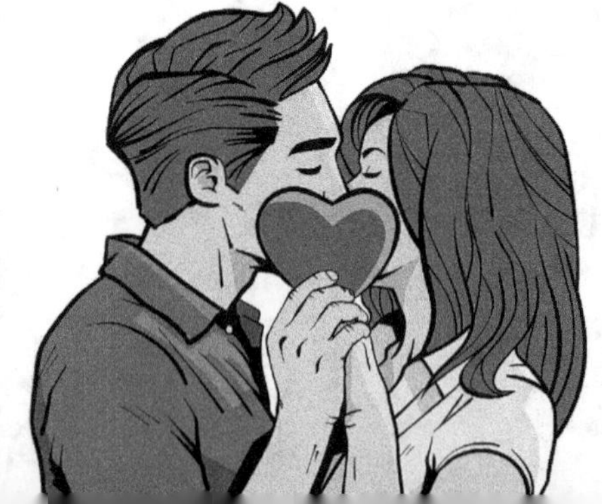

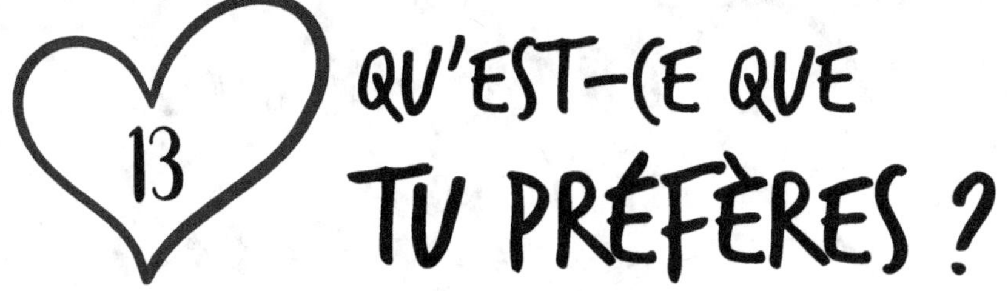

Avoir un(e) partenaire qui a une dépendance sexuelle

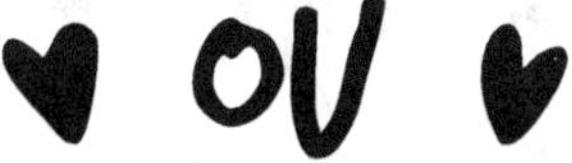

une faible libido ?

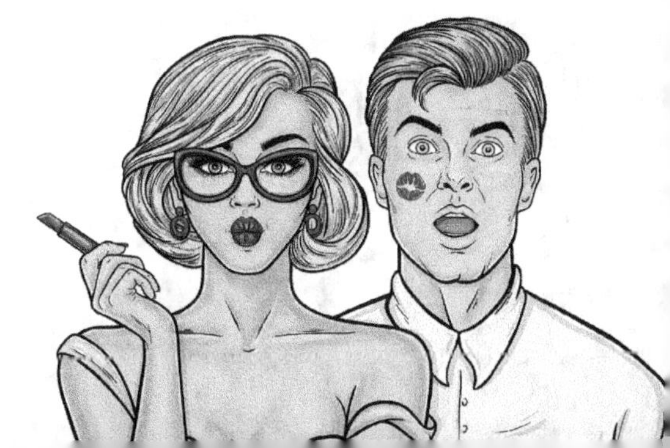

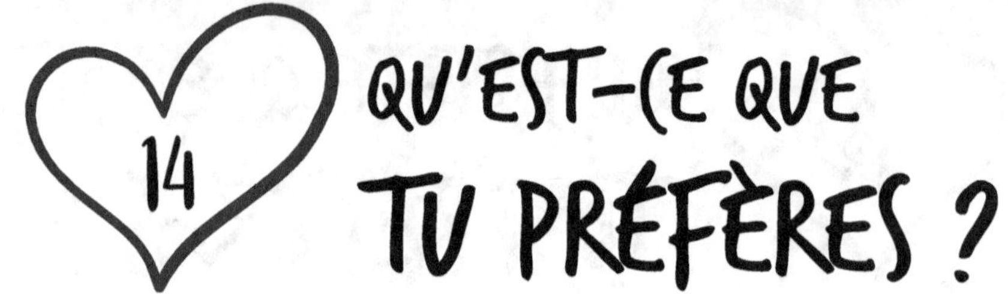

Etre nul(le) pour les baisers

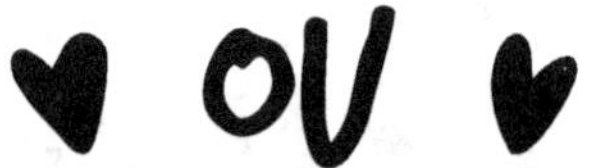

pour le sexe oral ?

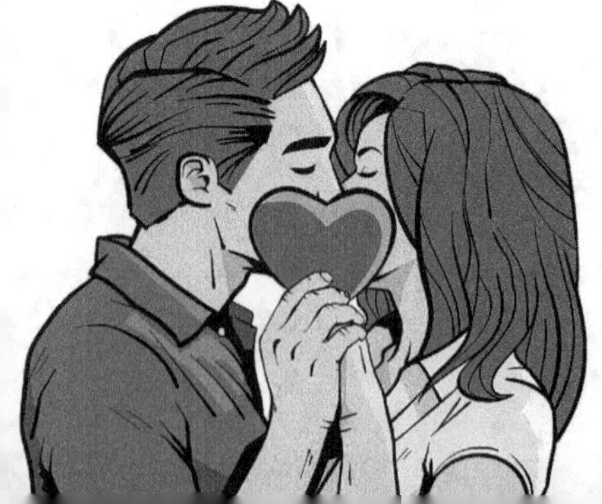

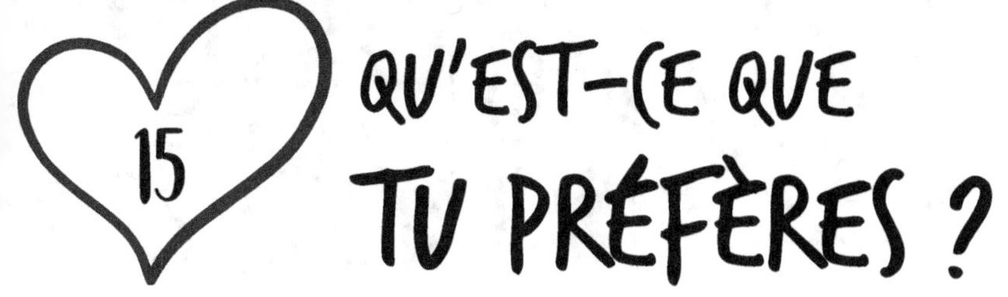

Avoir des relations sexuelles avec quelqu'un qui a un beau corps mais un visage laid

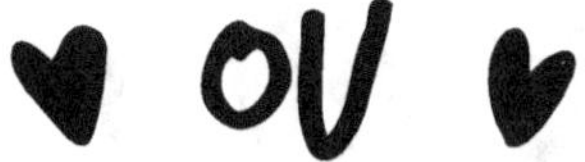

quelqu'un qui a un corps laid mais un beau visage ?

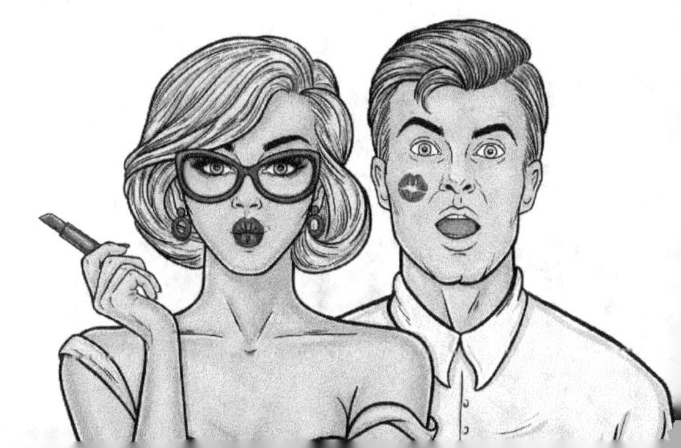

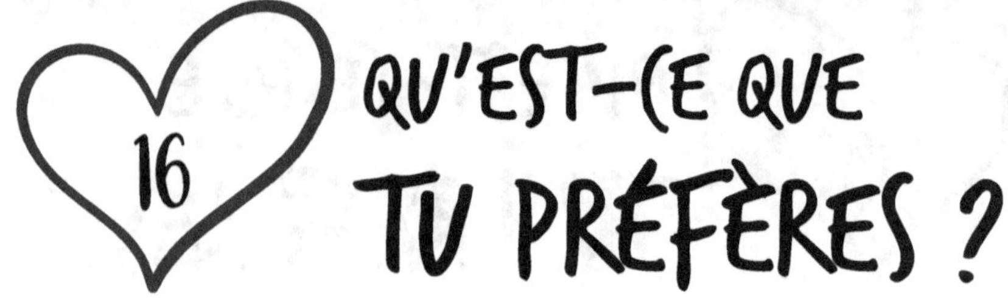

Recevoir une notification à chaque fois que tes parents ont des relations sexuelles

♥ **OU** ♥

que ton boulot soit alerté à chaque fois que tu en as ?

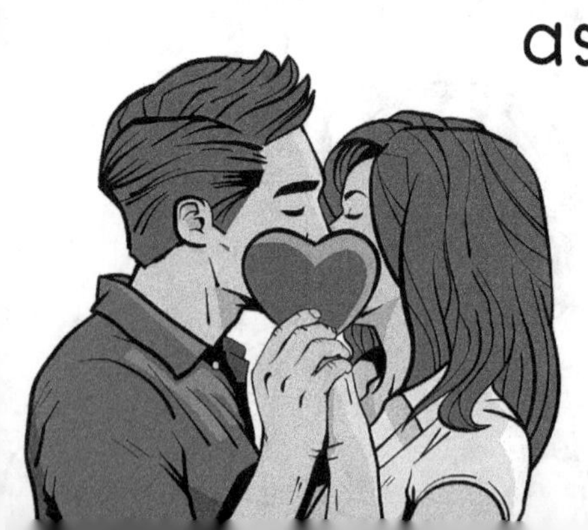

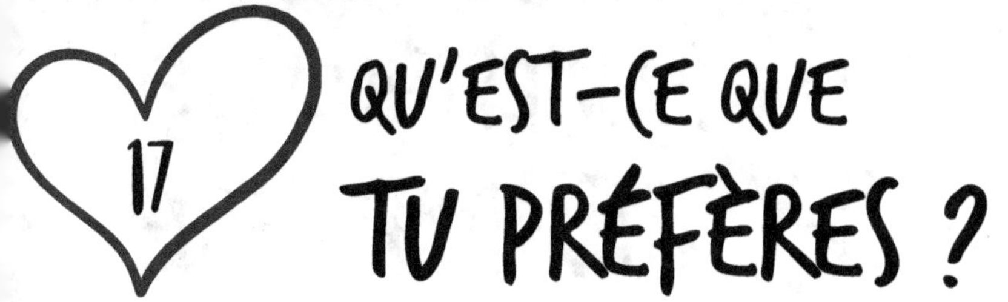

Tromper ton / ta partenaire

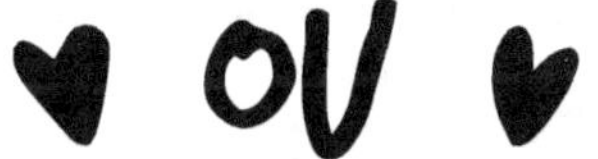

lui suggérer un plan à trois ?

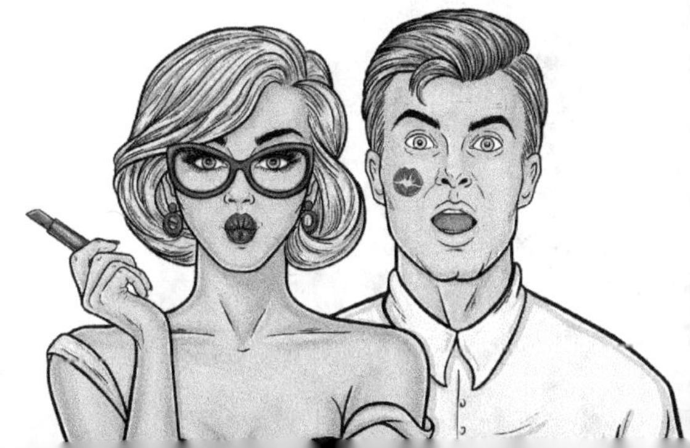

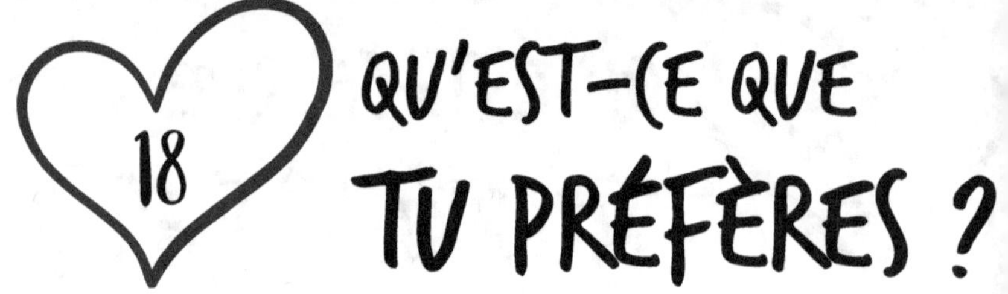

Avoir des relations sexuelles avec quelqu'un qui refuse d'ôter ses chaussettes

♥ OU ♥

avec quelqu'un qui a un visage bizarre au moment de l'orgasme ?

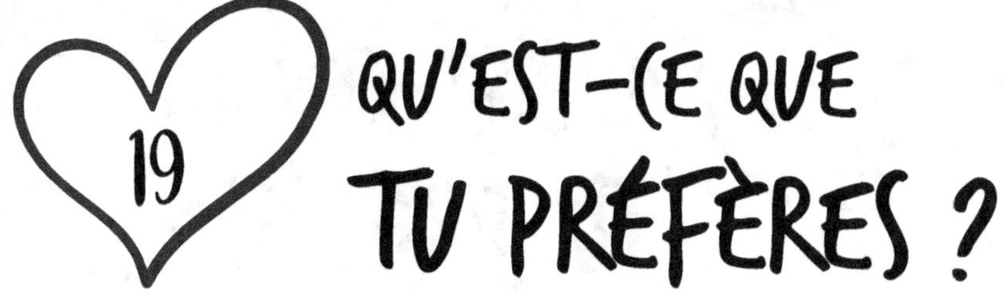

Regarder ton / ta partenaire se masturber

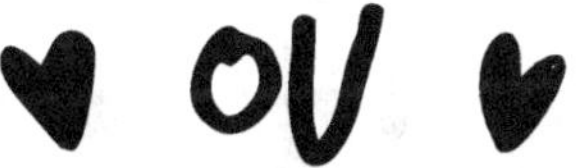

le / la laisser te regarder te masturber ?

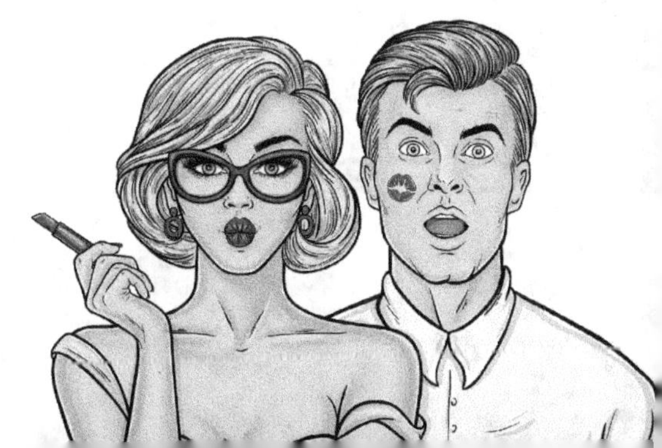

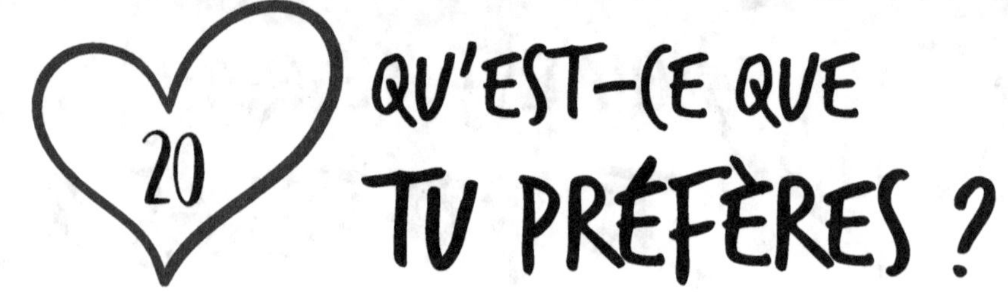

Faire l'amour les yeux bandés

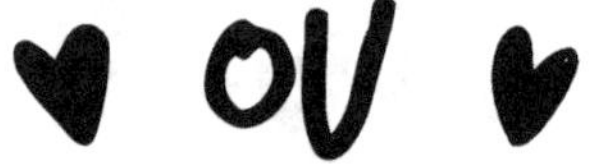 OU

attaché(e) ?

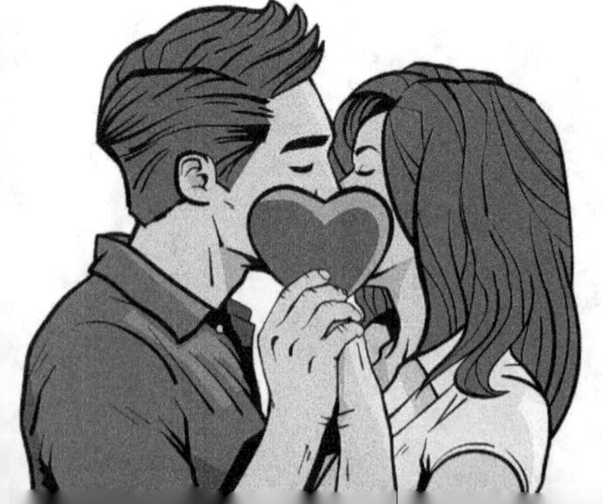

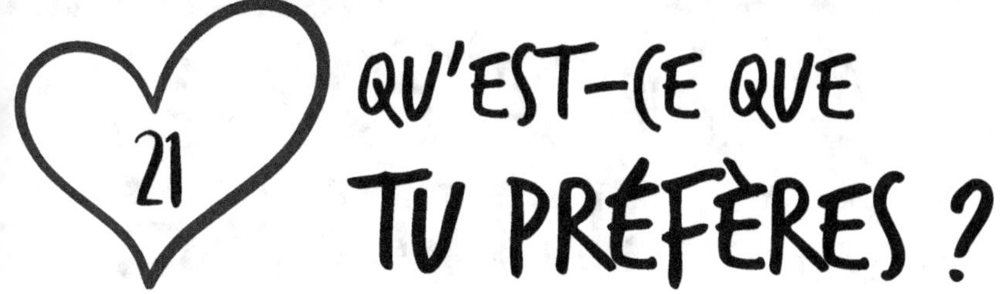

Avoir un(e) partenaire qui n'aime pas le sexe oral

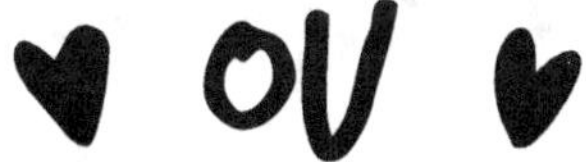

un(e) obsédé(e) par le sexe anal ?

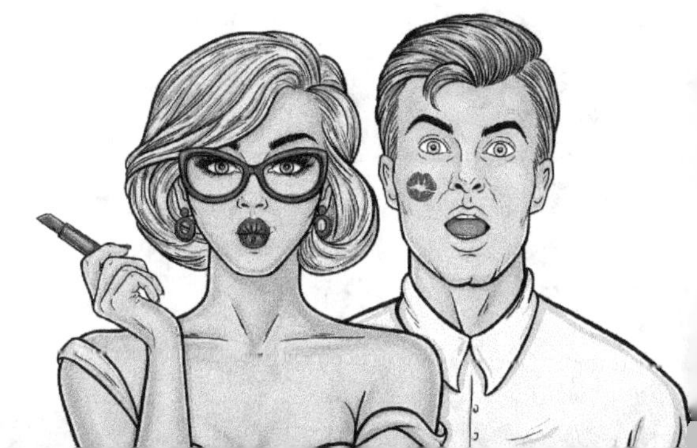

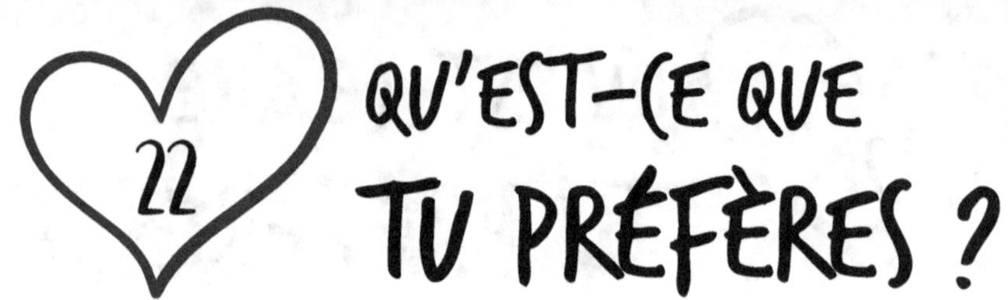

N'être que dessous pendant le sexe

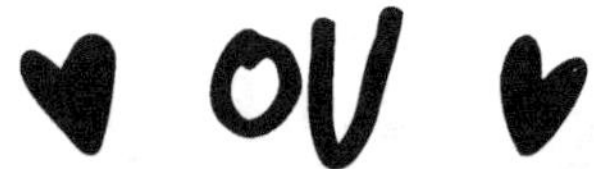

que dessus ?

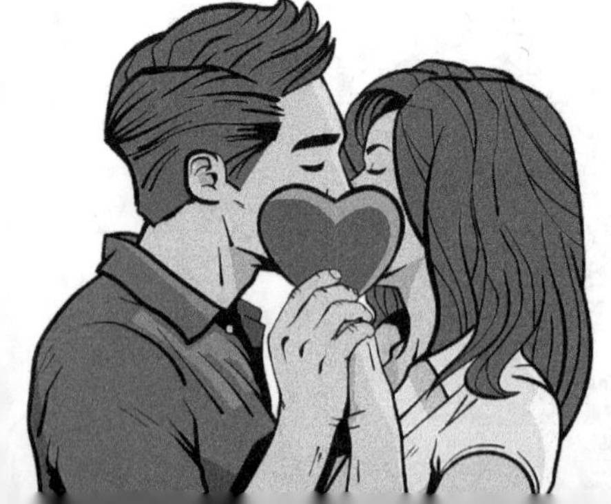

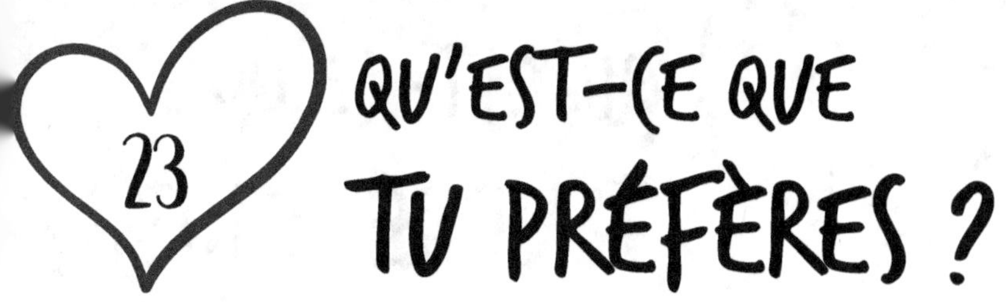

Etre vierge / puceau jusqu'à tes 40 ans puis avoir une vie sexuelle incroyable

♥ OU ♥

avoir une vie sexuelle médiocre toute ta vie ?

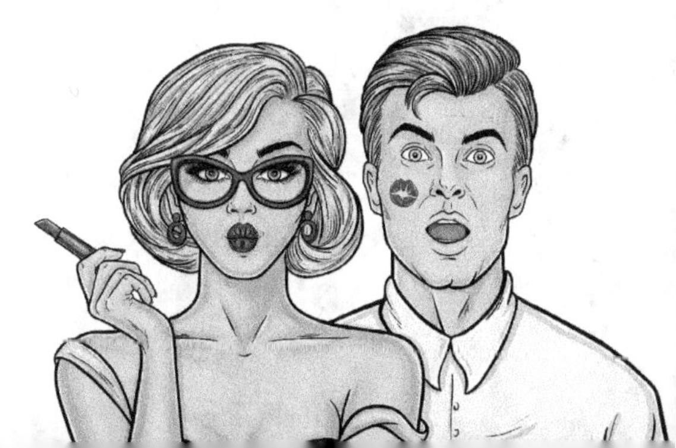

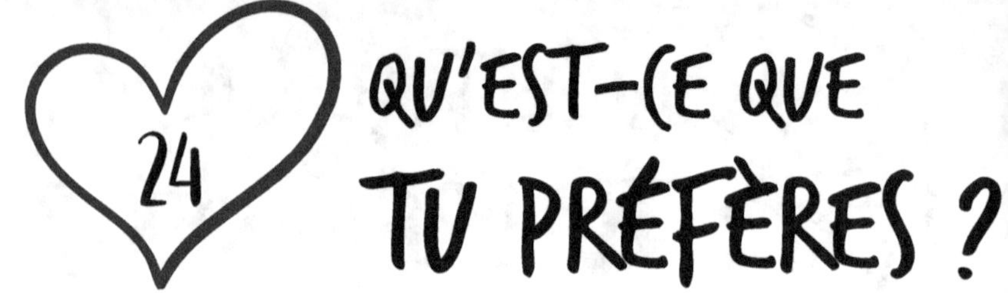

Avoir beaucoup de plaisir mais être incapable d'en donner

♥ OU ♥

ne pas ressentir de plaisir mais être capable de satisfaire l'autre ?

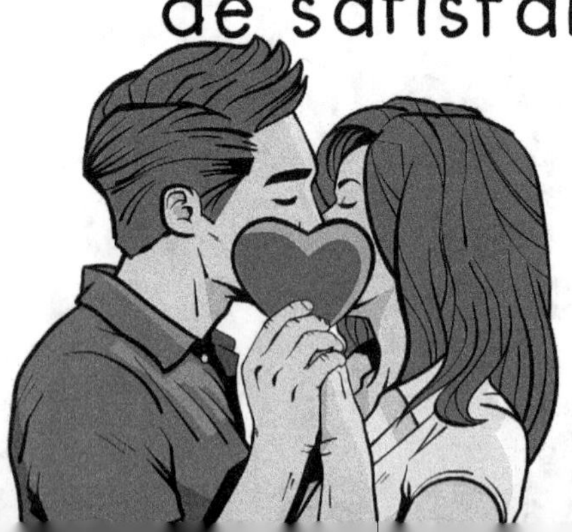

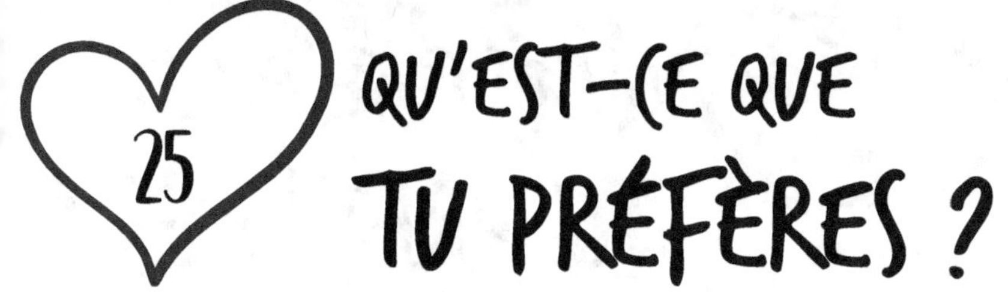

Utiliser uniquement tes mains pour les préliminaires

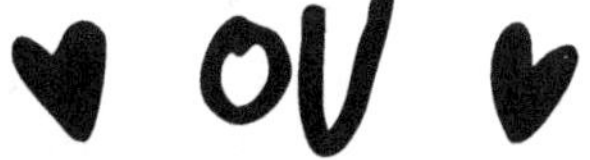

uniquement ta bouche ?

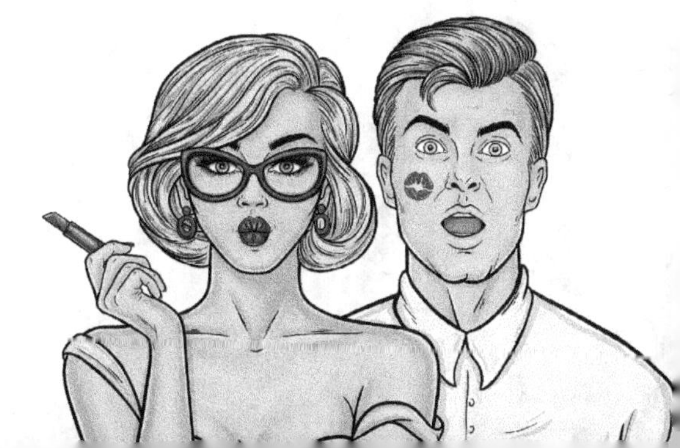

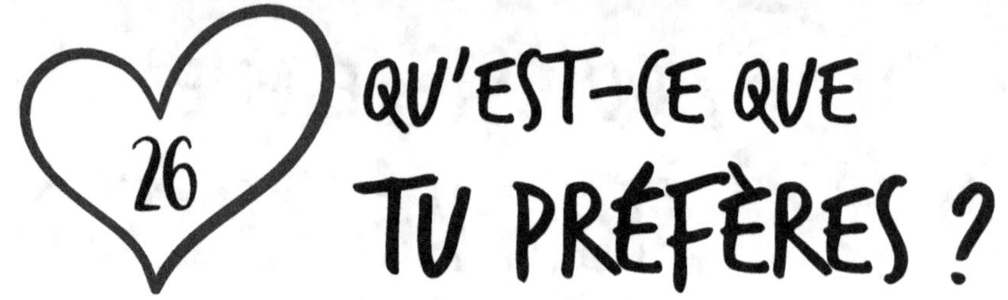

La levrette

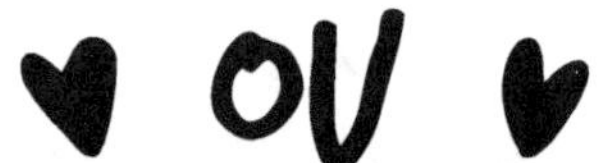

le missionnaire ?

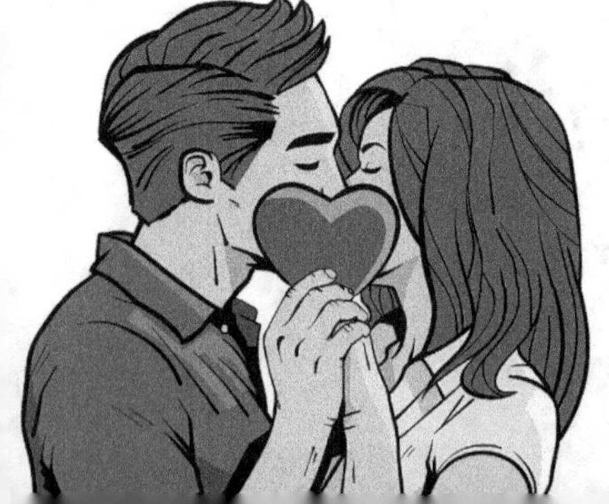

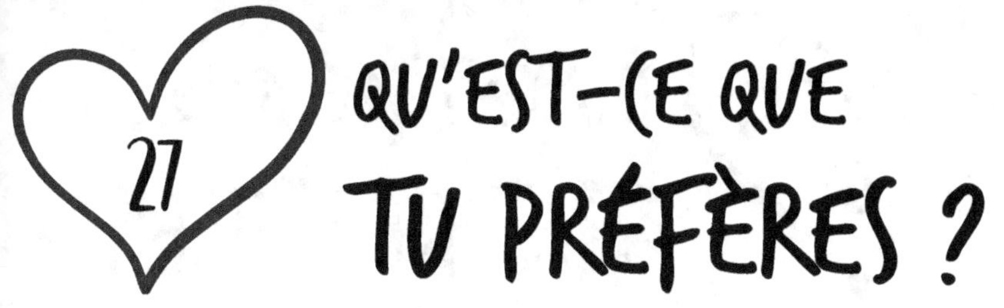

Avaler

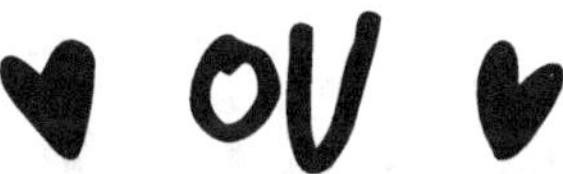

cracher ?

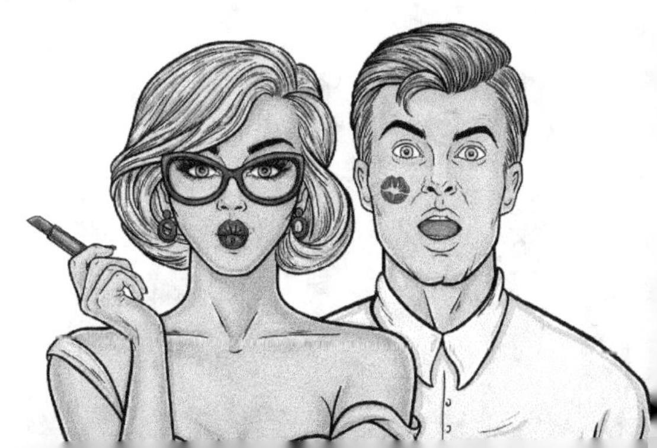

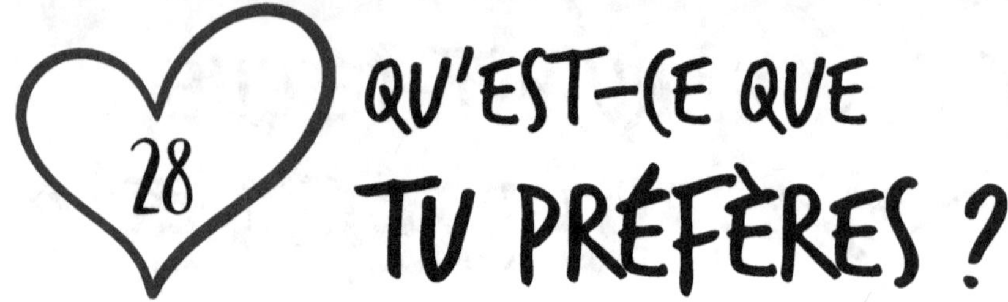

Faire l'amour exclusivement dans un lit

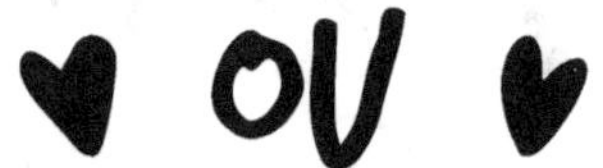

faire l'amour systématiquement ailleurs que dans un lit ?

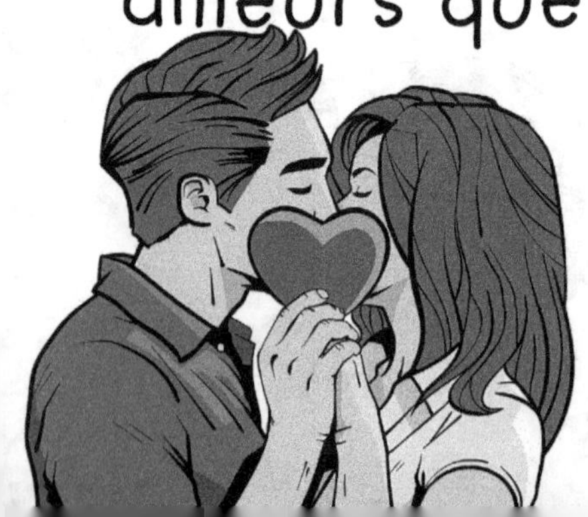

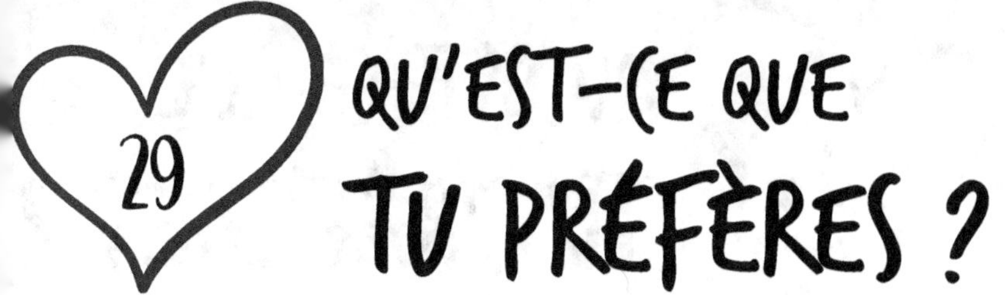

Faire l'amour une fois dans l'année mais que ce soit extrêmement bon

♥ OU ♥

tous les jours mais que ce soit médiocre ?

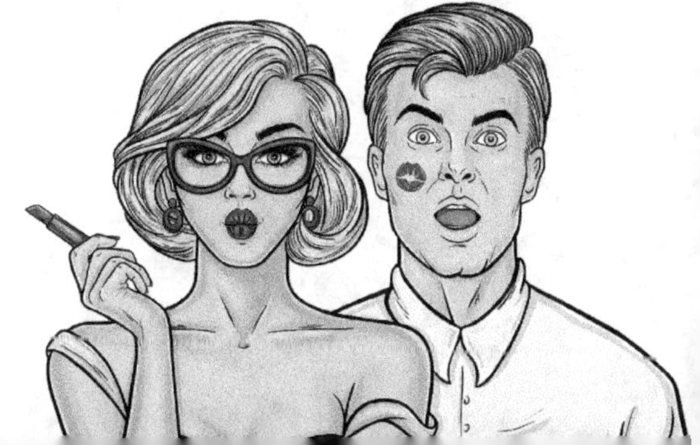

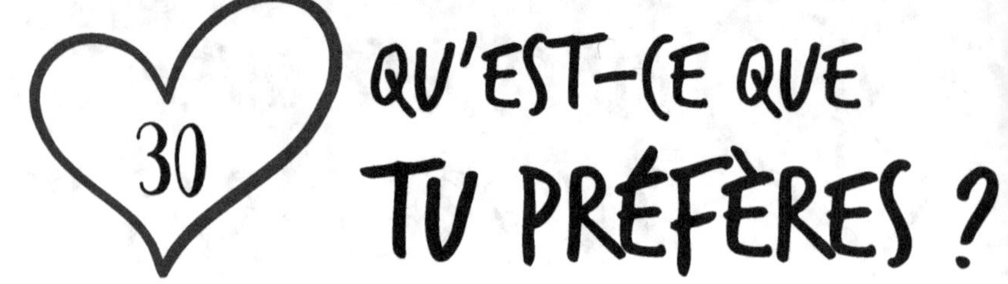

Avoir un plan à trois avec ton ex

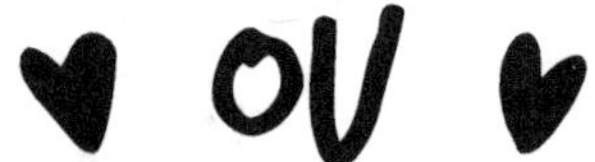

avec l'ex de ton / ta partenaire ?

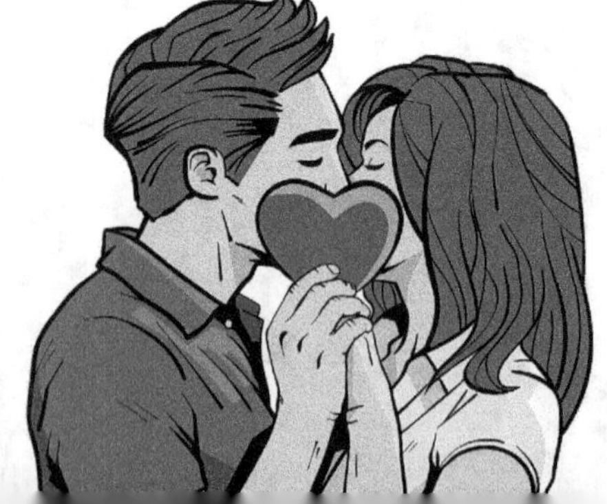

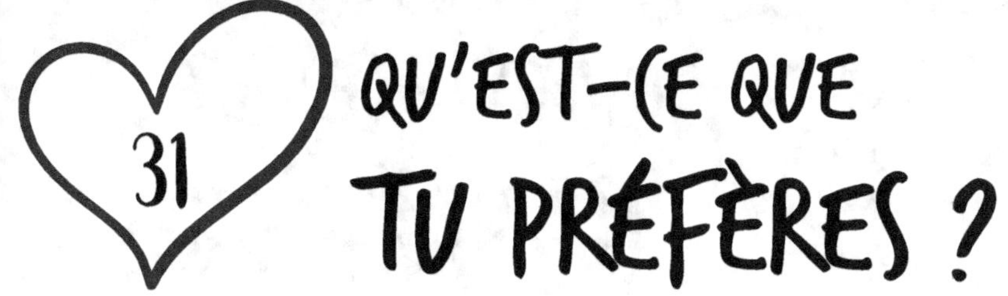

Etre réveillé(e) tous les jours avec une petit-déjeuner au lit

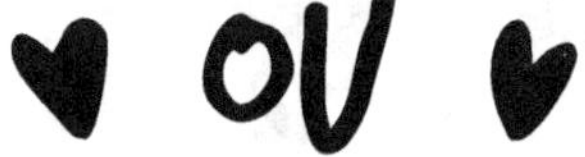

par une gâterie ?

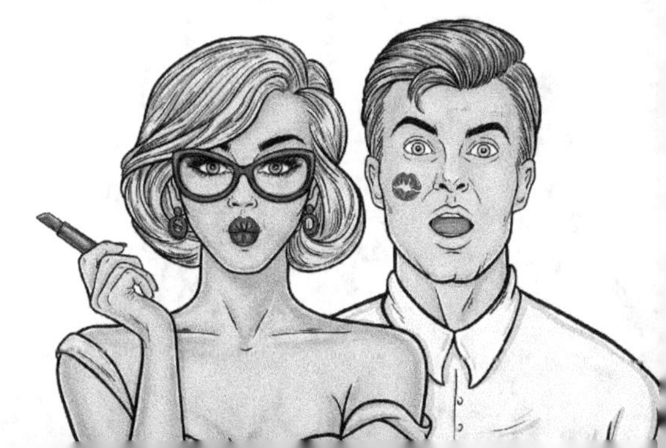

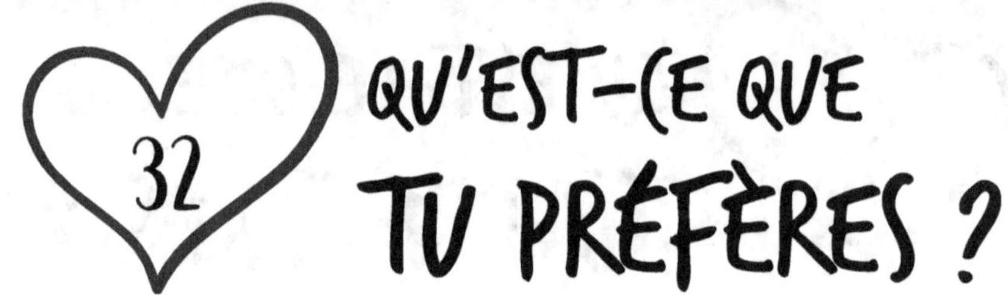

Avoir de mauvais préliminaires et du bon sexe

♥ OU ♥

de bons préliminaires et du mauvais sexe ?

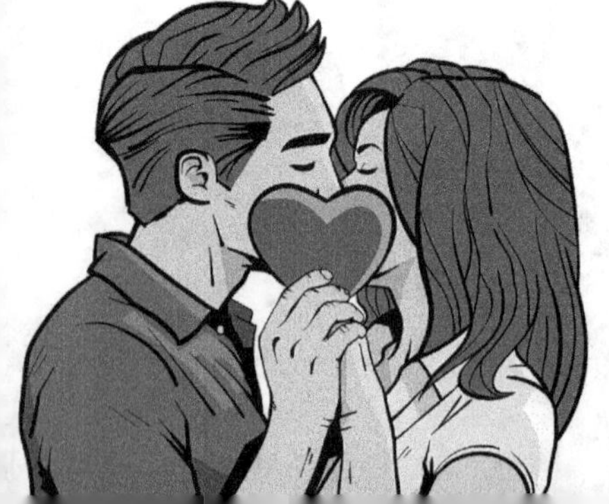

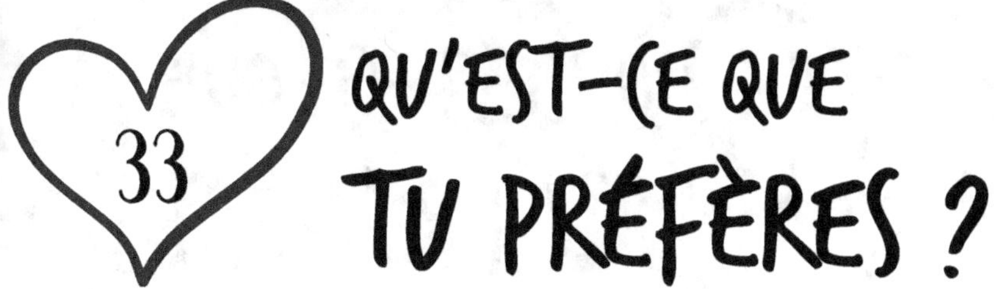

Abandonner les baisers

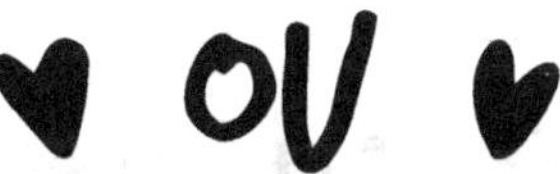

le sexe pour toujours ?

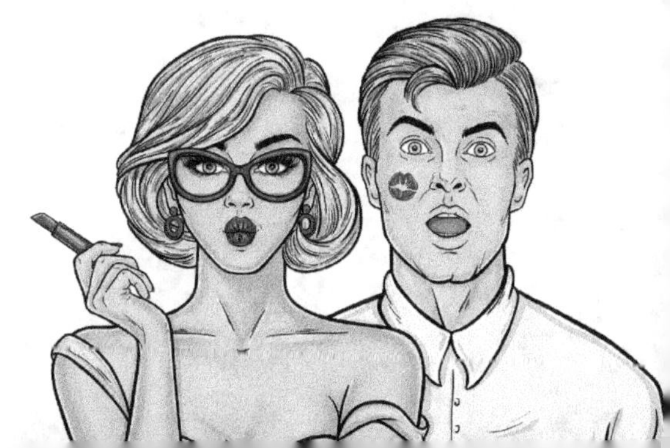

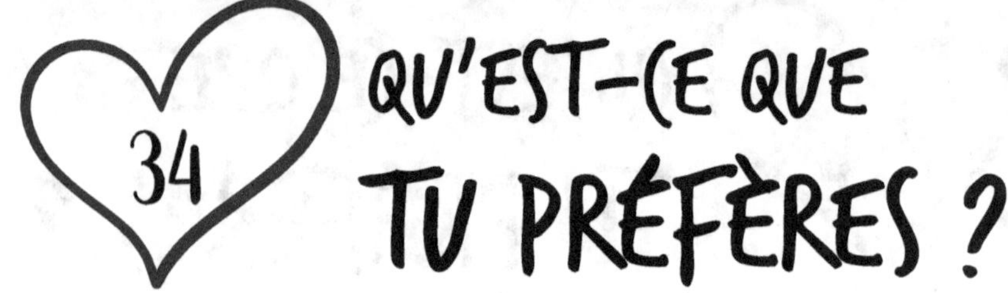

Te masturber avec ton / ta partenaire

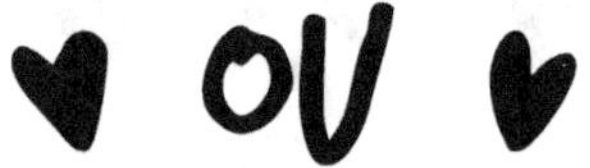

seul(e) ?

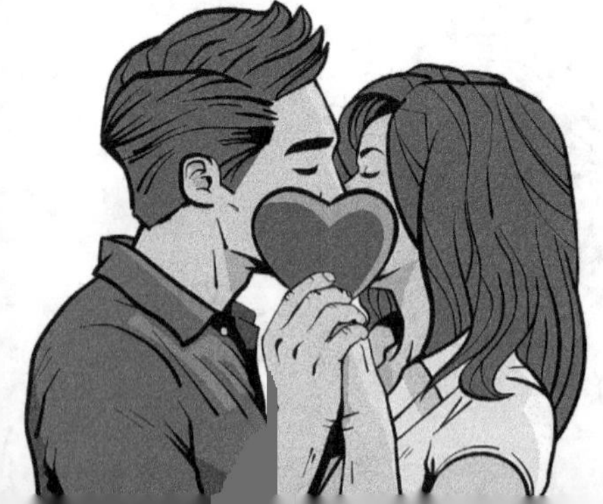

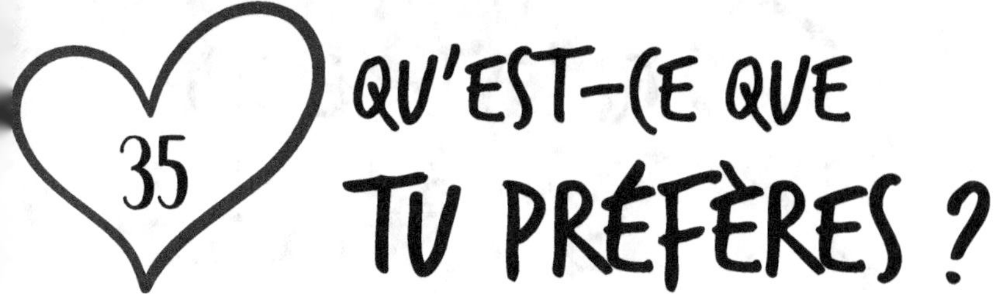

Avoir des relations sexuelles avec quelqu'un qui parle tout le temps

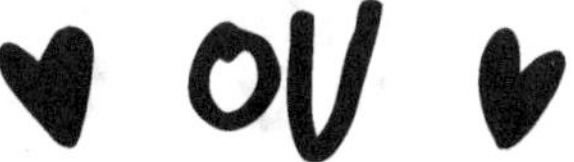

quelqu'un qui n'émet aucun son ?

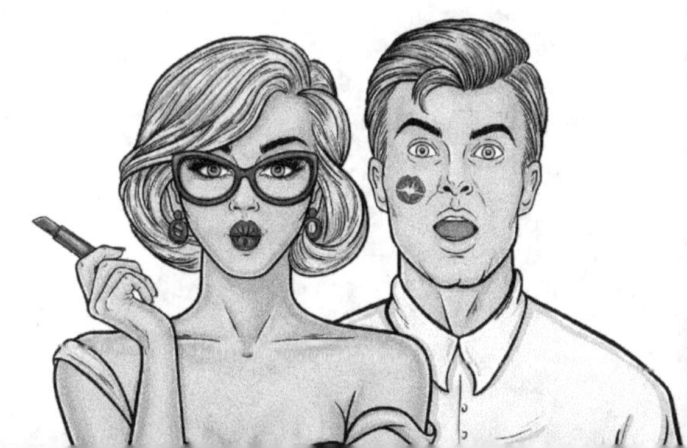

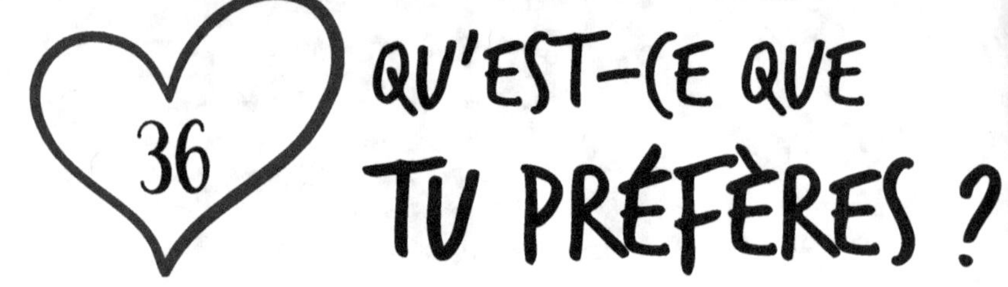

Avoir des relations sexuelles dans l'obscurité la plus complète

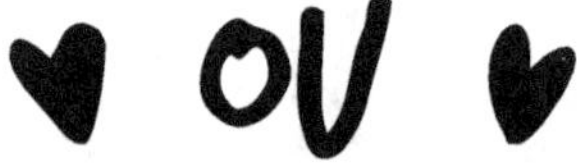

des relations sexuelles en public ?

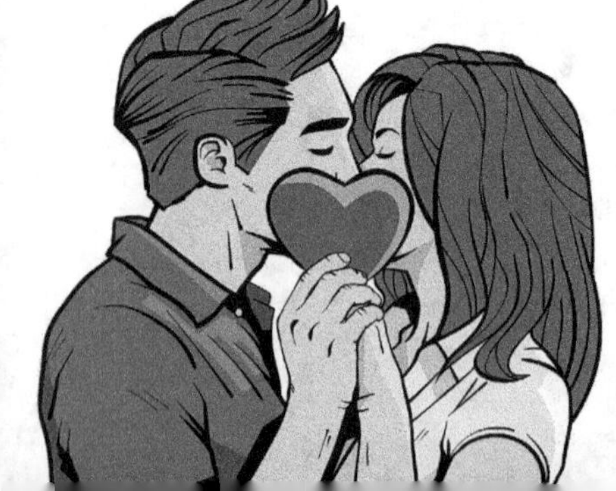

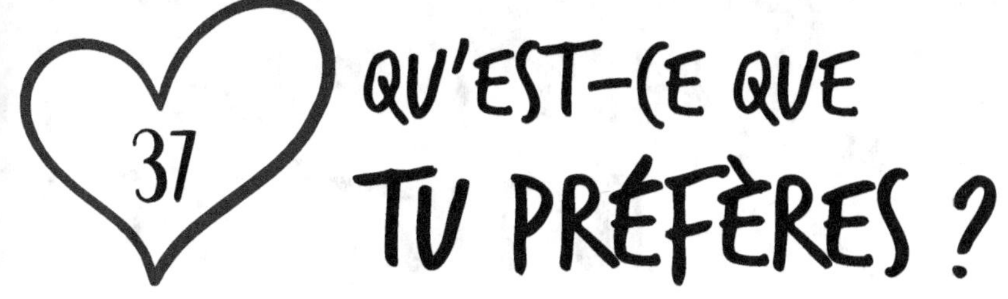

Te faire prendre en faisant l'amour à une poupée sexuelle

♥ OU ♥

te faire prendre en embrassant une poupée sexuelle ?

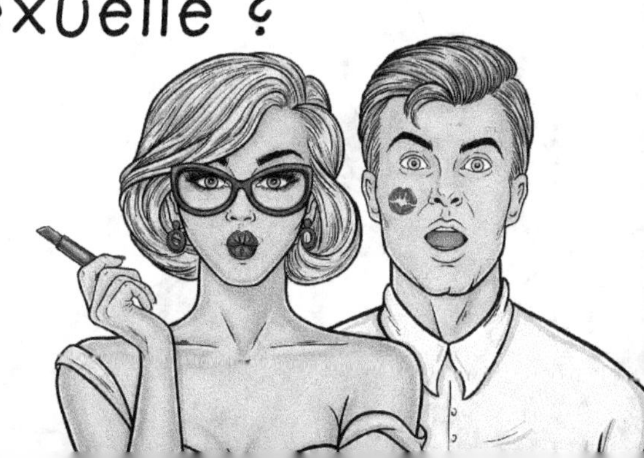

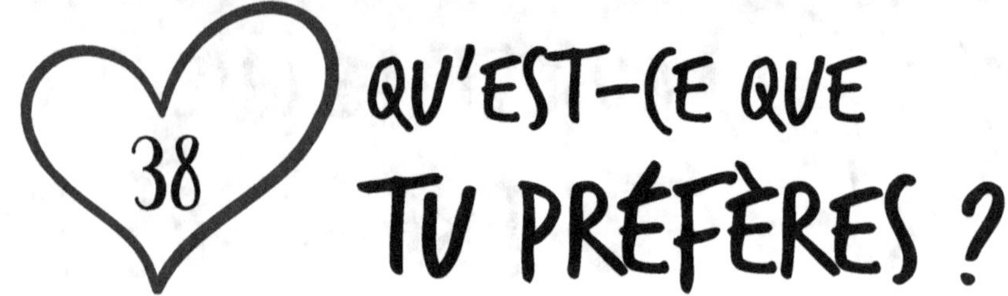

Terminer un premier rendez-vous avec un baiser passionné

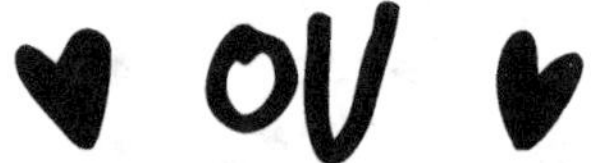

avec du sexe ?

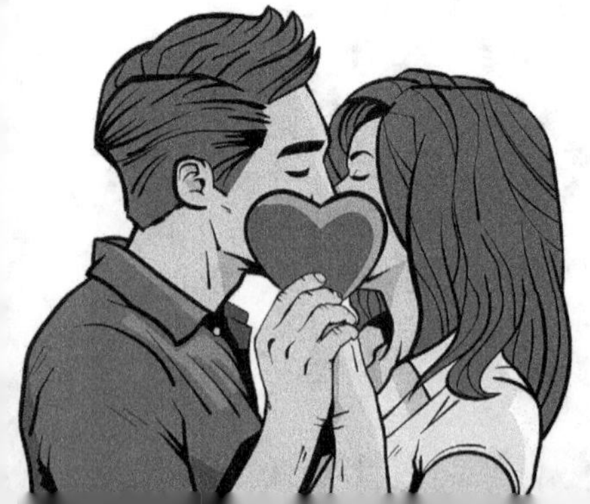

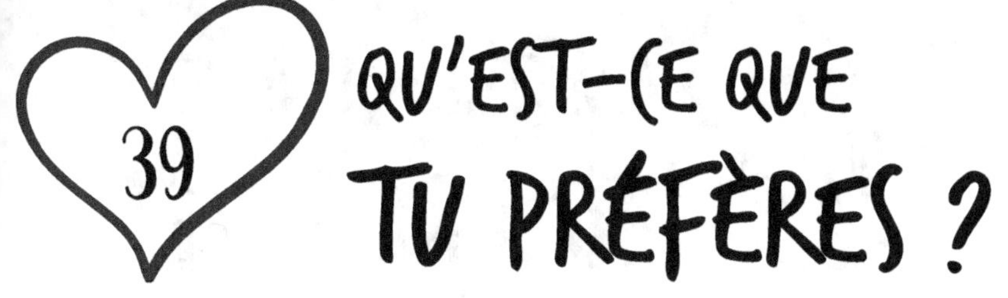

Recevoir des sextos

♥ OU ♥

faire l'amour au téléphone avec ton / ta partenaire ?

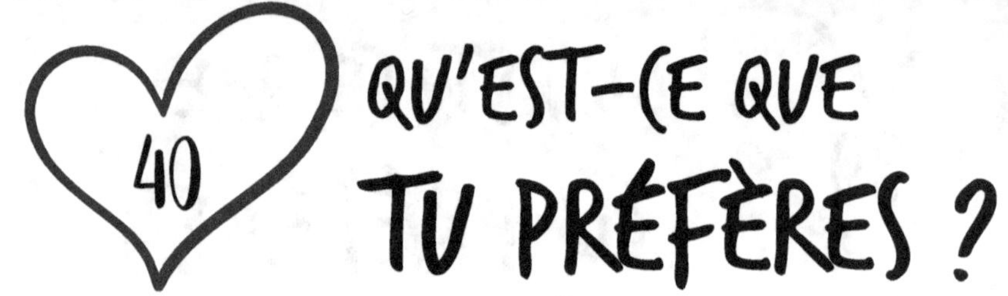

Un plan à trois avec deux femmes

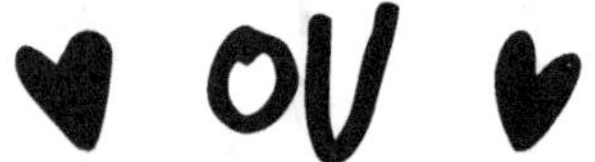

deux hommes ?

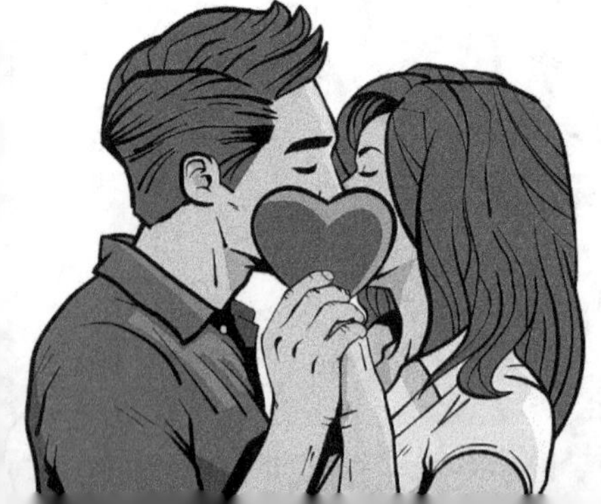

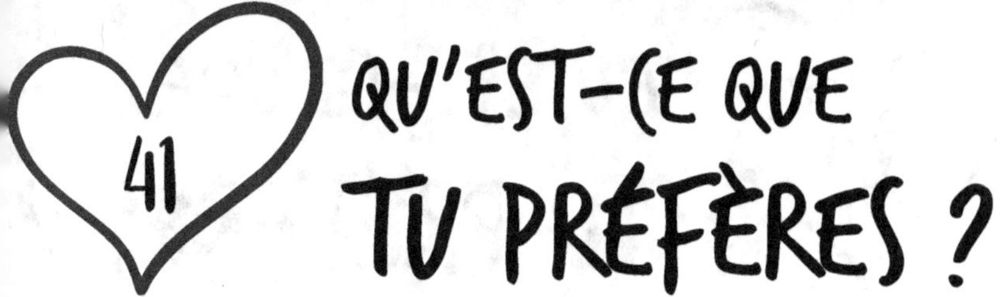

Te mettre en couple avec quelqu'un qui embrasse mal

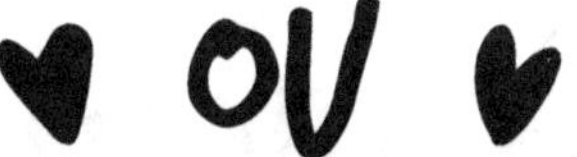

qui est mauvais au lit ?

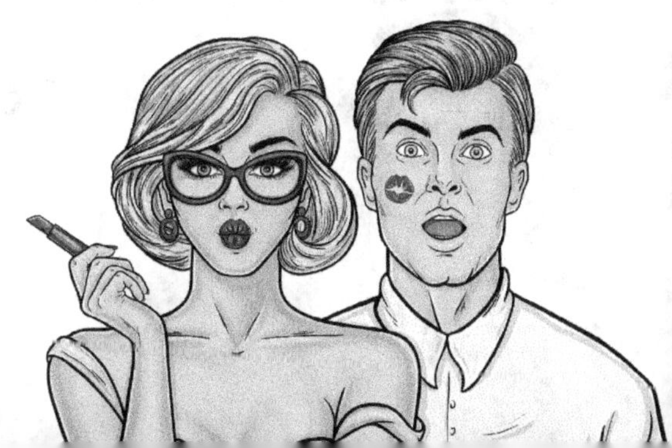

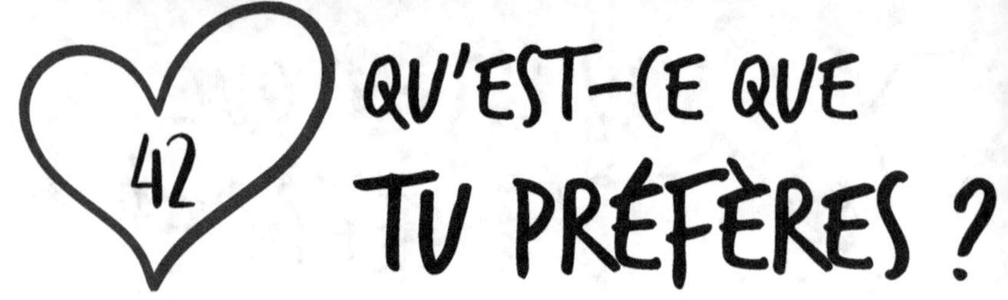

Regarder ton / ta partenaire avoir des relations sexuelles avec une autre personne

♥ OU ♥

le / la laisser te regarder avoir des relations sexuelles avec quelqu'un d'autre

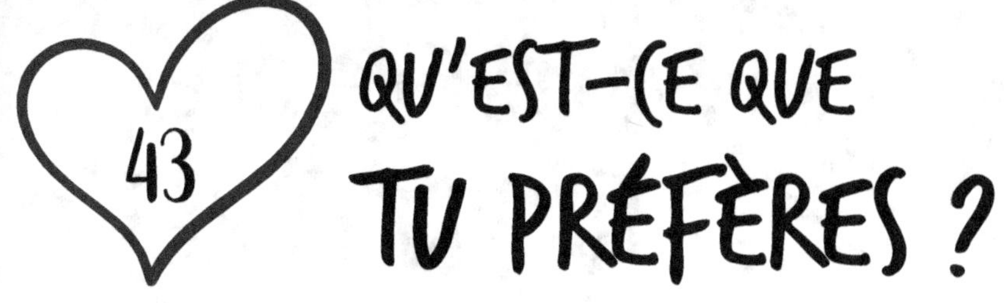

Attacher ton / ta partenaire

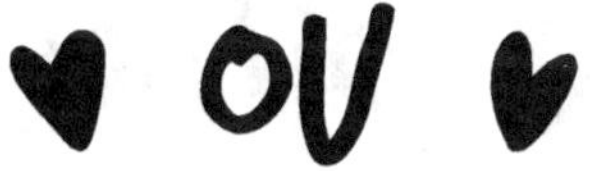

être ligoté(e) par ton / ta partenaire pendant les rapports sexuels ?

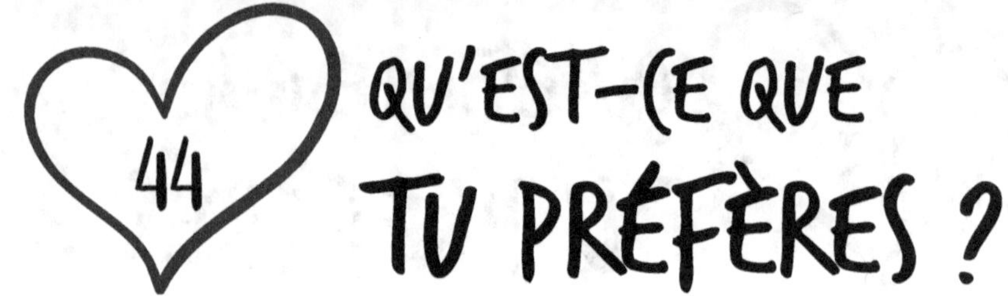

Parler sale pendant les rapports sexuels

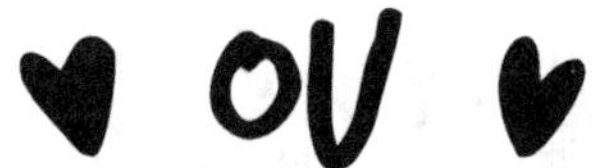

ne pas parler du tout ?

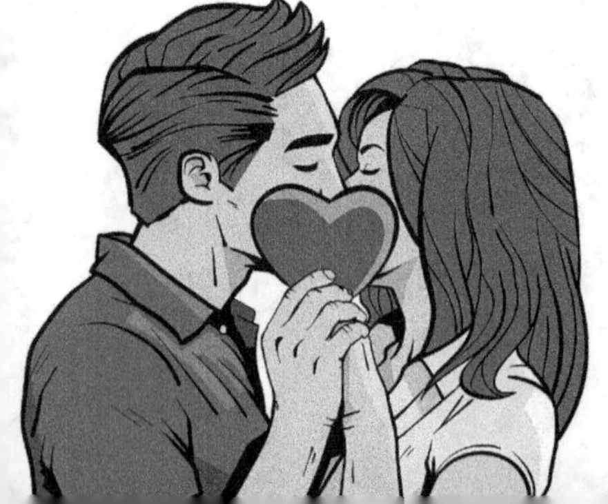

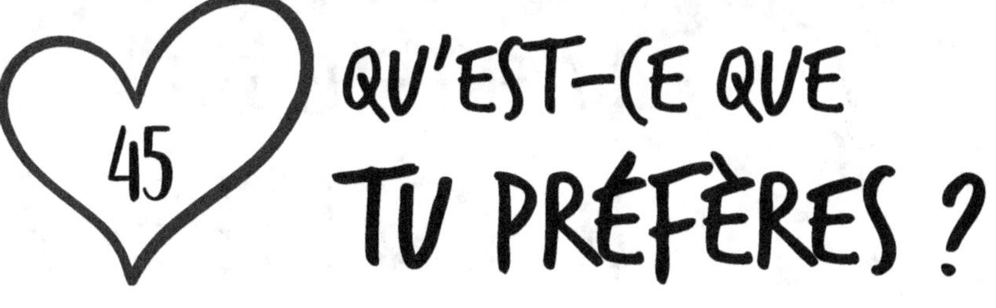

Recevoir la fessée

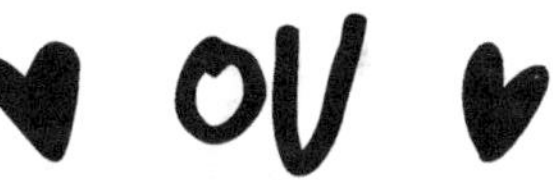

te faire tirer les cheveux ?

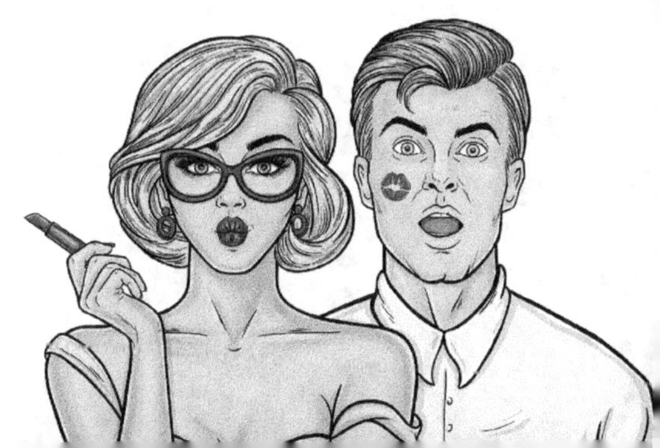

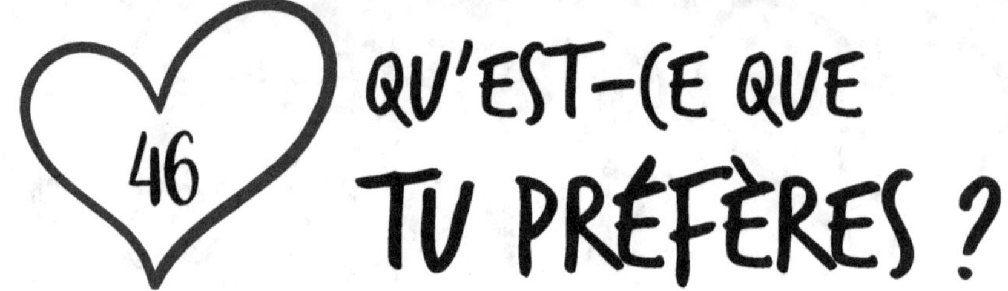

Avoir des relations sexuelles dix fois par jour pour le reste de ta vie

♥ OU ♥

ne pas avoir de relations sexuelles pendant un an ?

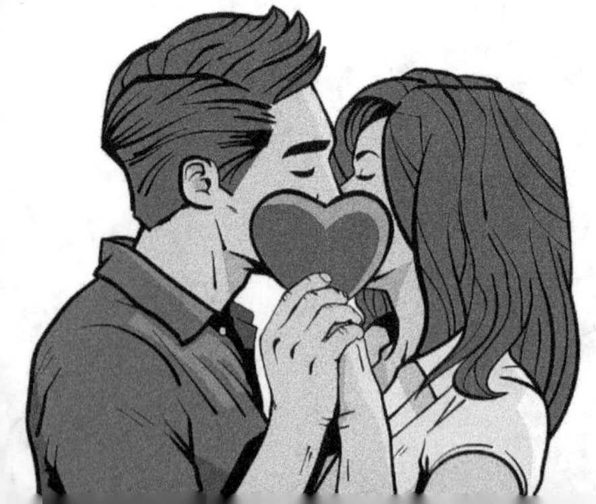

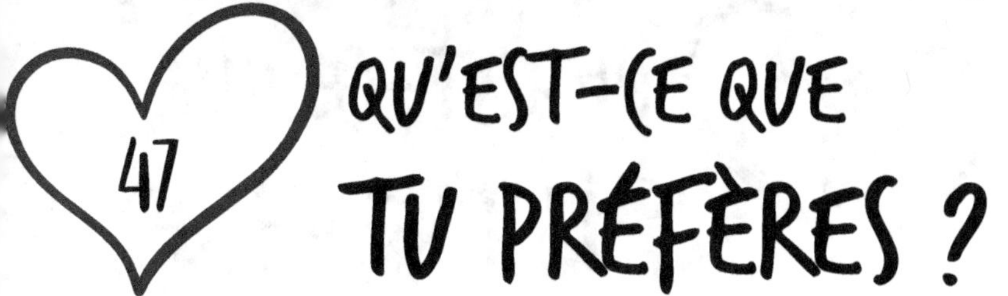

Satisfaire ton / ta partenaire dans un bar discrètement à la main

♥ OU ♥

oralement dans un parking ?

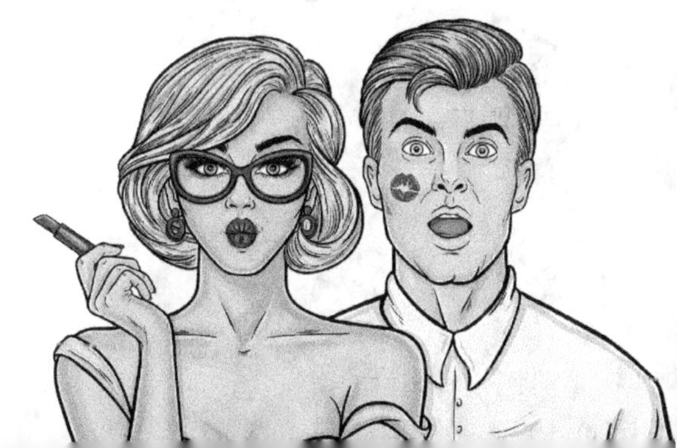

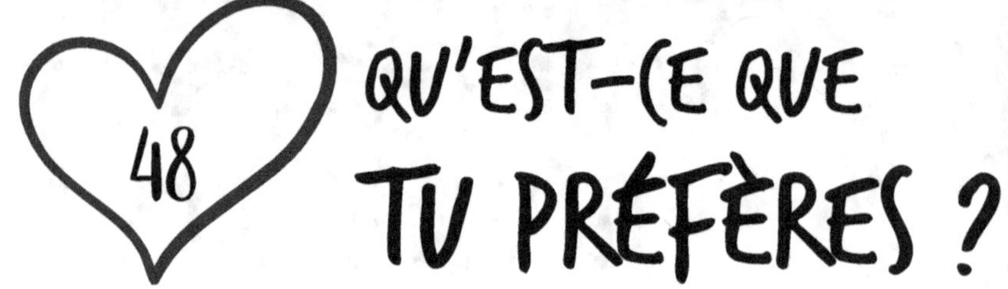

Regarder un film porno avec ton / ta partenaire

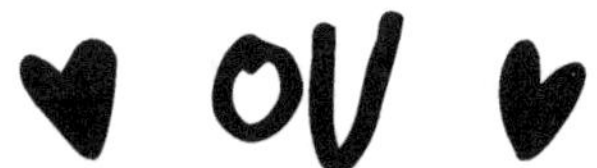

reconstituer une scène d'un film porno avec ton / ta partenaire ?

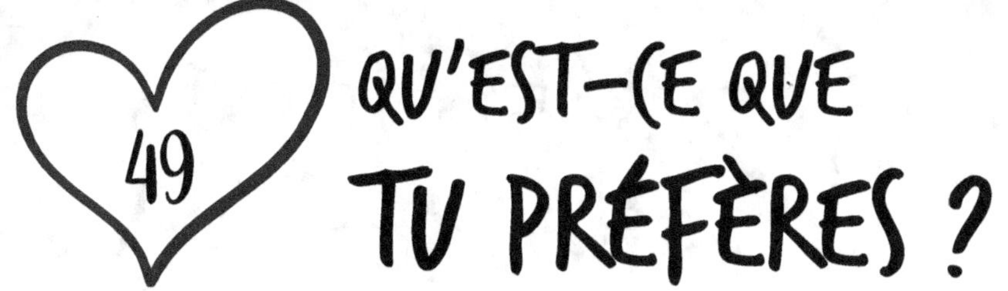

Faire une pipe en mode gorge profonde

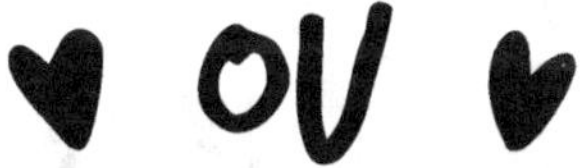

du sexe anal ?

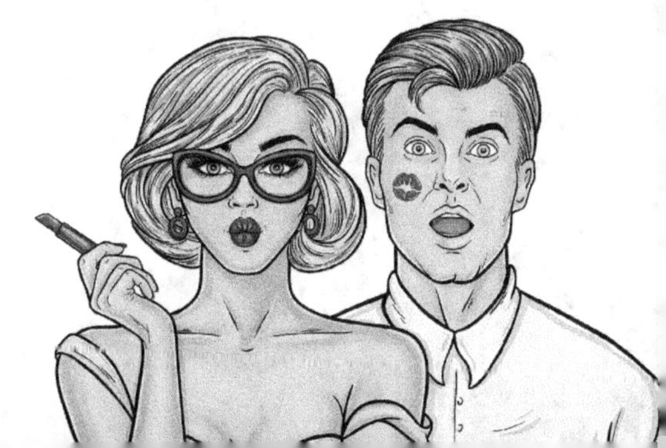

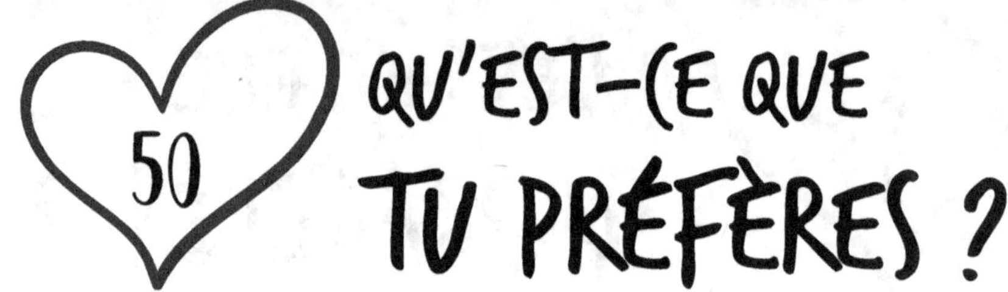

Avoir des relations sexuelles tendres pendant une heure

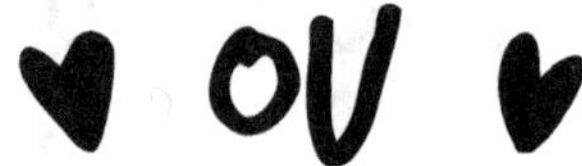

des relations sexuelles hard pendant dix minutes ?

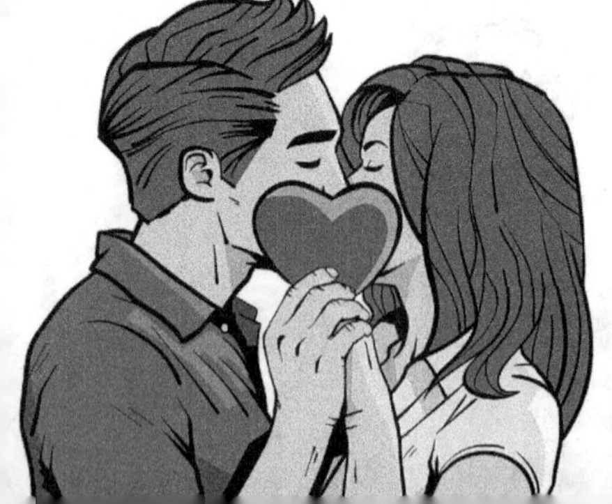